社交媒体中的电子医疗数据挖掘与网络分析

杨东辉　著

东南大学出版社
SOUTHEAST UNIVERSITY PRESS
·南京·

图书在版编目(CIP)数据

社交媒体中的电子医疗数据挖掘与网络分析/杨东辉著.—南京:东南大学出版社,2022.12
ISBN 978-7-5766-0535-8

Ⅰ.①社… Ⅱ.①杨… Ⅲ.①医学—数据处理—研究 Ⅳ.①R319

中国版本图书馆 CIP 数据核字(2022)第 248637 号

责任编辑:胡炼 责任校对:子雪莲 封面设计:顾晓阳 责任印制:周荣虎

社交媒体中的电子医疗数据挖掘与网络分析

著　者:杨东辉
出版发行:东南大学出版社
社　址:南京四牌楼 2 号　邮编:210096　电话:025 - 83793330
网　址:http://www.seupress.com
电子邮件:press@seupress.com
经　销:全国各地新华书店
印　刷:广东虎彩云印刷有限公司
开　本:700mm×1000mm　1/16
印　张:14.5
字　数:180 千字
版　次:2022 年 12 月第 1 版
印　次:2022 年 12 月第 1 次印刷
书　号:ISBN 978-7-5766-0535-8
定　价:68.00 元

本社图书若有印装质量问题,请直接与营销部调换。电话(传真):025 - 83791830

前　　言

　　电子医疗健康(E-healthcare)领域因其关系民众身心健康且囊括很多相关主题内容,成为最近需求和应用较为强烈的前沿领域。随着大数据时代的到来,个体医疗健康数据量开始满足学术界研究要求,越来越多的学者和研究机构聚焦到此领域。"互联网十"时代,社交媒体平台医疗服务为解决医疗资源不均衡提供了一种非常有前景的创新性平台。

　　产业界和创业医疗实体也将精力和资源投入到电子医疗健康实践上,例如 Facebook 早在 2014 年 10 月就宣布跟随苹果、谷歌的脚步进入电子医疗领域。其团队发现患有慢性疾病的用户在社交网站上表现活跃,对在社交媒体上寻求医疗建议有着极强的需求。中国的新浪微博平台上也有许多遭受慢性疾病折磨的人群,如许多糖尿病患者注册账号,在微博上寻求医生和有经验病人的意见。因此,医疗健康服务在社交媒体平台上有着广泛和急切的信息需求。正是在这种研究背景和应用需求下,针对医疗健康领域的多文本和复杂网络特性,研究社交媒体平台精准向医疗用户推荐问题是重要的课题。从科学研究角度看,是建立一种有效、快速、准确的社会化推荐方法;从应用角度看,此方面的研究能够帮助众多消费者和医疗患者做出合理决策,利用社交媒体解决生活需求。

　　第 1 章绪论部分首先介绍了电子医疗健康时代下面临的科学问题和研究现状,并结合社交媒体平台上的特征,阐述了电子医疗健康的发展和应用;然后阐述了推荐系统的内涵和研究问题、推荐系统的整体发展概况及其分类与应用领域,可以让读者了解推荐系统和社会化推荐系统的发展历程和应用场景。

第2章是社交媒体平台特征分析,社交媒体平台上的文本数据和网络数据收集方法,并以电子医疗数据为例,介绍了糖尿病微博数据收集和网络基本特征分析。

第3章是对数据挖掘知识的介绍。首先阐述了数据挖掘、人工智能和模式识别之间的关系。然后给出了监督学习中5个经典的分类算法,包括k-近邻、决策树、支持向量机、随机森林、梯度提升决策树等;也介绍了无监督学习中的 k-means、层次聚类、孤立森林方法。最后对 Weka 软件和Python 语言的使用进行了讲解,并演示了如何实现软件中预装的多种分类和聚类算法。

第4章是关于文本挖掘和自然语言处理的内容,以微博平台上的电子医疗健康主题为例,阐述了基于特征集合构建和特征选择的情感分类,并提出了一种情感相似度计算方法。

第5章是社交化网络分析在社交媒体平台的应用。首先对网络参数等基本衡量指标和作用进行介绍,重点是对随机指数图模型的讲解以及电子医疗健康在网络上的使用,通过一个例子展示了如何利用该模型进行网络连接预测。

第6章是对社会化影响力衡量及社会化推荐系统的研究工作。从社会网络结构和文本挖掘方法的使用两方面,详细分析了社会化推荐系统的发展和研究内容,并总结了研究现状和研究前景。然后,分析了社会化影响力衡量时的信任度、同质性及意见领袖的作用,并将这些因素放入情感相似计算中,提出了一种新的社会化推荐系统框架。

第7章则是利用糖尿病微博数据进行社会化推荐的实证分析,通过不同推荐排名验证了本方法的有效性和优越性,并在婴幼儿微博数据集上进一步验证了社会化推荐的可推广性。

本书是本人博士阶段和在东南大学工作初期的成果累积,也得到了哈尔滨工业大学万杰副教授的支持和帮助,在此表示感谢。东南大学硕士研究生夏娟、贾玉洁、徐瑞泽和史朝阳也参与了 Weka 和 Python 操作编写。同时,十分感谢东南大学出版社的帮助和指导,使得本书顺利出版,也感谢国家自然科学基金(编号:71871053)和东南大学至善学者(A层次)项目的支持。希望本书内容可以为研究社交媒体平台文本挖掘和社会网络分析的读者,提供一定借鉴和研究思路,能够将数据挖掘方法和社会网络分析在社交媒体平台的应用研究得更加深入。撰写过程中难免出现错误,还请读者批评斧正。

2022 年 3 月于南京

目　　录

第 1 章

绪　论

在线电子医疗是解决世界医疗卫生资源不均衡这一重大难题的重要途径,伴随 Health 2.0 的发展,互联网产生了医疗用户信息、疾病、药品、治疗方法及医疗服务等方面有价值的海量大数据[1-2]。在医疗改革过程中,这对于管理者有效利用"e+医"信息做出医疗方面的政策决策和舆情控制有充分和重要的支持作用。对于电子医疗研究群体来说,需要将现有大量在线医疗数据通过模式发现、关联分析或数据挖掘等技术转变成有用信息;十九大报告在提高保障和改善民生水平,加强和创新社会治理方面提出实施"健康中国"战略,全面建设优质高效的医疗卫生服务体系,健全现代医院管理制度,而电子医疗健康是发展健康产业的迫切需求。

1.1 电子医疗健康

电子医疗健康时代已经悄然来临。国内外有影响力的科技公司都纷纷进军电子医疗,利用互联网、大数据、人工智能技术创新引领智慧医疗的发展。阿里巴巴集团已布局医疗健康,并在"2017 杭州·云栖大会"上,首次对外公开阿里健康在智慧医疗领域的最新进展,并与三家医院签约,助力医疗发展电子医疗健康。2017 年 10 月 23 日,苹果(Apple)首席运营官 Jeff Williams 指出,医疗保健行业正处在一个转折点上,更新换代机器的计算能力加上人工智能的发展,将会真正地改变世界,苹果正在成为医疗保健领域的主要参与者。电子健康器材和运动设备也已经在人们生活中普及开来,智能手环、智能手表等可穿戴的运动健康设备可用来监测身体各种医学指标和睡眠状况。

随着大数据环境下的人工智能的发展,电子医疗健康面临很多需要解决的科学问题。大数据的有效利用包括用户积累的历史数据、医院电子病历、在线医疗社区文本和社交媒体网络连接等。在电子医疗领域内,对这些数据资源如何准确有效地使用是学术界和产业都关心的问题。许多学者在一些领域已经做出了一些尝试,尤其是借助电子病历(Electronic Health Records)治疗和预防疾病的研究[3-7]。可穿戴运动设备的电子医疗研究也使得这方面的研究更加具有可操作性[8]。不过,由于医疗用户信息的隐私性和敏感性,医院治疗数据的获取有一定的制约性,研究者更多的是关注互联网上更丰富和有用的信息。比如病人在社交媒体上关注的公众号、用户之间相互联系的网络、用户分享的自己的病情与治疗感受,以及对药品和医院的反馈信息等。收集微博、Twitter 等社交媒体平台上的用户数据进行机器学习、文本主题分析和社会网络结构分析越来越受到重视,甚至有关研究成果发表在 Science、Nature 等国际高影响力的期刊上[9-10]。

在此基础上,随着远程医疗基础设施的搭建,越来越多的患者可以通过在线医疗享受到更快捷和高水平的治疗[11]。在线医疗也得到迅猛发展,Teladoc 成为首家上市的公司,市值已超 10 亿美元。好大夫也已经成为国内在线医疗的翘楚,该平台收录 8 000 多家正规医院和超过 520 000 名医生,而且用户可以向公立医院免费咨询病情。这些在线医疗机构也大量积累了丰富的用户病历数据和医疗文本数据。然而,目前对这些在线医疗平台的研究和数据抓取还没有引起足够的重视。

1.2　社交媒体平台与电子医疗健康

社交平台的主要功能是社交,侧重于用户与用户间的联系,建立了以用户为中心的网络环境,改变了以往以网站或者内容为中心的模式。对比传统系统应用,社会化推荐系统面向复杂的社交化网络和自身受到限制的社交化文本。例如,微博平台上发布的消息内容大多限制在 140 字以内,导致用户发布内容的频次增加,且发布内容可以链接别的网站或者博客。社交化网络带来新的变革和挑战。一方面,社交化网络平台的用户可以通过关注和被关注的形式形成复杂的社会网络结构,真实世界的网络联系很好地映射到虚拟网络中来,并得到扩充;另一方面,社交网络平台自身架构和发布内容具有新的特征,由于发布内容有简洁性的要求,文本结构会出现缩写、简写以及新的网络用语,为文本挖掘应用提供新的平台。

微博作为社交化媒体的典型平台,逐渐成为个人和组织机构寻找和共享即时信息和新闻的主要平台。在微博平台上,用户能够在较短时间内发布和更新他们的信息。拥有 1.4 亿活跃用户的 Twitter 是世界范围内最为著名的微博平台[12]。有很多研究显示了如何利用 Twitter 作为一个大的语料库进行情感分析[13-15],然而它还没有服务中国大陆用户。作为替代品,新浪微博是一个拥有超过 2.5 亿用户的本地微博平台。它的用户和用户关系也在迅速发生变化,据 Hitwise 统计显示,新浪微博的使用率和用户黏度在 2011 年4 月已经超过 Twitter。新浪微博 2020 年第一季度财报显示,月活跃用户达到 5.5 亿。因此,如何有针对性地收集新浪微博数据,分析某一主题的特征和构建的社会网络具有更大的价值和实际意义。本章选择新浪微博为研究平台,研究如何收集合适的数据集,并对收集到的网络数据做基本的社会网络分析和无标度特性验证。

随着社交媒体(Social Media)的兴起和 Web 2.0 的快速发展,信息资源呈现爆炸式增长,导致信息过载问题更加严重。电子医疗领域同样存在这种问题,面对海量的用户群体和各种医生、杂志账户,患者很难找到真正需要的专家信息。推荐系统作为解决信息过载问题的重要技术,能够辅助提供前瞻性、主动性和个性化的信息服务。在社交媒体上,通过对社会化群体行为研究的嵌入来推荐用户和信息,从而形成社会化推荐系统。它可从社会媒体的社会网络和文本信息两个方面深度研究,从网络结构和反映用户情感与特性的文本挖掘出用户真实需要,计算用户间的相似度和信息匹配度,给出合理推荐,以帮助社交媒体用户快速得到满足自身心理需求的账户信息和文本信息。

在社交平台上,社会标签以简洁的文字内容表征用户特征,基于标签的社会化推荐被学术界广泛研究和产业界推广使用,如 YouTube、Delicio、豆瓣、新浪微博。在 B2C 网站中,推荐和评价内容是普遍公认的重要特征,两者之间的关系也得到广泛研究。社交媒体上用户利用简洁的词语对自己和物品进行描述,个人的兴趣爱好和物品的特征也被直接地反映出来。由于灵活、分类准确的特点,社会化标签可以很好地应用于社会化推荐系统中,以提高推荐精度。由于社会网络标签的个性化,用户的兴趣或者关注的内容具有多样性的特点。社会化推荐系统需要提取不同主题下用户的心理偏好,才能使得推荐结果和内容有针对性、准确性和解释性。先前研究大多聚集在一个主题内,如 YouTube 视频推荐及豆瓣读书推荐。但是,当一个用户的标签有音乐、体育、职业等不同内容时,就需要研究多主题下的偏好挖掘。对于特定领域,尤其是电子医疗,涉及疾病的多样性和交叉性,主题覆盖面广,因此对其研究是聚类到某一疾病主题及其相关疾病。因此,电子医疗多主题联合推荐是大数据环境下社会化推荐的重要研究内容。

电子医疗领域内,相关疾病多主题交叉导致社会网络结构极度复杂,故推荐系统需要综合考虑社会网络社区群体特点和主题相关性。在社交媒体中,群体的社会关系质量决定着社区价值,社会群体的推荐比个体的推荐能给消费者提供更好的选择。因此,利用社会网络分析方法对特定领域内群体或社区的推荐研究越来越受到重视。然而,如何将社会网络结构信息和社会标签信息有效融合,准确找到能够解决患者问题的用户群体推荐和信息内容推荐,是提高社交媒体服务性能的重要瓶颈。

1.3 推荐系统及其发展

随着互联网的急速发展,我们可以更快地了解到世界任何角落的信息,这彻底改变了全球各地人们的商务模式,许多财力雄厚的公司都投身其中,电子商务公司爆炸性增长,经过几十年的发展形成了这个令人兴奋的电子商务产业。根据信息和交易的交换方式不同,出现了 B2B(企业对企业)、B2C(企业对客户)、C2C(客户对客户)、B2G(企业对政府)等多种商务需求[16]。

随着商品个数和种类急速增多,顾客要浪费大量的时间才能找到自己想要的商品,使消费者的时间和精力大量被浪费,大大降低了电子购物的效率,反而成为一种新型壁垒。

个性化推荐系统能解决信息过载问题,它通过分析用户行为模式,推荐符合用户个性偏好的物品。没有推荐系统的帮助,用户很难选择、分析和做出最优决策[17]。正因为推荐系统应用到电子商务的各个方面,比如网络图书购买、移动手机在线销售、B2C 及 G2B 电子服务、在线旅游服务、数字视频和团购推荐等[18-23],才使得用户的各种需求得到极大满足,使用户面对海量信息,既能够做出合理决策又节省了时间。制约其推广能力的是推荐结果的准确程度,尤其是在手机移动终端上,用户在很小的用户界面显示上要找到符合心理偏好的物品和服务,才能够形成良好的用户体验,增加对推荐系统的信任。因此,提高推荐结果的准确度在电子商务领域具有极为重要的研究价值。在实际应用中,推荐系统已引起了各大公司的足够重视。Netflix 公司为能够提高 10% 他们网站影视推荐系统性能的设计者奖励 100 万美元;Amazon 公司分析自己网站使用推荐系统后,商品销售额的增加超过了 30%[24]。

研究社会化推荐系统发现,因为能够引入真实世界的网络结构,所以用户与其他用户的社会网络关系能够被挖掘出来,这样就可加入新的参数,能够很好地解决原有推荐系统数据稀疏、冷启动等问题[25]。同时,引入社会网络结构也使得推荐系统变得更加复杂,有些学者开始将注意力转移到此领域。社会网络结构中的信息能够扩散是基于社会心理学中人和人之间的信任,即信任的朋友关系网络[26-27]。信任的朋友的意见能够影响个体决策,解决数据稀疏问题,并通过创建图模型结构来衡量用户与用户间信任的大小[28-30]。在新的社交平台上,个体在做出决策的过程中,还受到意见领袖以及与自己相似的个体的决策经验等因素的影响。这些社会化的影响因素和社会心理分析也是重要的研究课题。

1.3.1　推荐系统的研究

在 Web of Science 平台上以主题"推荐系统(recommend * system)"检索相关文献,可既包含"recommendation system"又有"recommender system",截至 2020 年 6 月能够检索到 86 249 篇文献。若是以标题搜索"social recommend * system"只可以得到 9 226 篇文献。为了发现研究内容的变化,创建引文报告,通过年代分布比较推荐系统研究和社会化推荐系统研究的变化趋势,如图 1-1(a)是推荐系统文献的引文报告;(b)是社会化推荐系统的引文报告。

在一定程度上,可以看出推荐系统在 20 世纪 90 年代中期发展较为迅速,2005 年发文量有了较大提高,近几年的发文量趋近平稳。与社会化推荐系统相关的文献在 2007 年后才有小幅度增加,2015 年后每年文献发表量才有较大的提高,并且逐年增加。从图 1-1 中可以看出,推荐系统研究虽然经

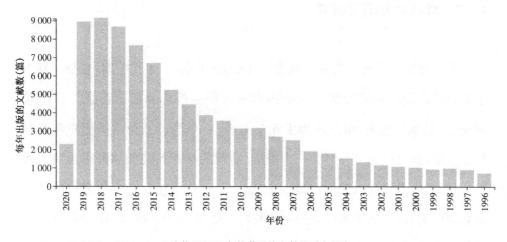

(a) 截至 2020 年推荐系统文献的引文报告

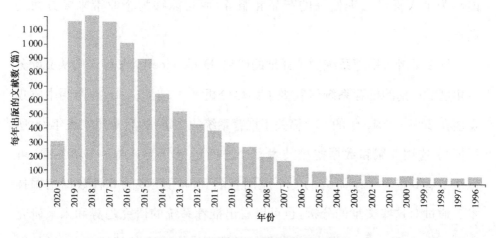

(b) 截至 2020 年社会化推荐系统的引文报告

图 1-1 标题中包含"推荐系统"和"社会化推荐"的引文报告

过 20 多年的发展仍然是一个比较热门、吸引众多学者的方向。从文献发表量来看,社会化推荐系统是最近几年才兴起的研究方向,2009 年后发文量才有明显的提升,这也验证了社会化推荐系统是随着社交媒体出现才被提出的,也才集中很多学者开始研究。

1.3.2 整体发展概况研究

个性化推荐系统作为独立概念出现在 20 世纪 90 年代中期,它是一种为了满足特定用户需要而为其提供内容或者物品信息的信息系统[31]。随着 Web 2.0 技术的成熟,用户成为主动参与者,一个推荐系统中的用户和商品数量激增,甚至达到上百万。一个准确、高效的推荐系统能够分析出消费者的心理偏好,进而可以为用户提供个性化服务,使得企业在竞争激烈的环境下脱颖而出,为企业带来可观的商业利润。据 VentureBeat 统计,Amazon 公司使用推荐系统后,获得 35% 的商业销售额增长[24]。可以说,推荐系统不仅能够为个人提供心理偏好的产品和服务,而且能够为企业带来多方面的利益。

许多学者对推荐系统做了详细的研究,Deuk Hee Park 等人则从文献分析角度对目前的推荐系统研究做了详尽分析[32]。他们从 46 种期刊中收集发表在 2001—2010 年的 210 篇关于推荐系统的文章,然后按照发表年份、所属期刊、应用领域和数据挖掘技术 4 个方面进行分类。通过分类结果,可以清楚看到推荐系统研究的 8 个应用领域和应用较多的 8 种数据挖掘技术。通过对这些文献的分析,也可以看出推荐系统的研究趋势和未来研究方向。Deuk Hee Park 指出,推荐系统的研究在未来会持续增加,应用领域会扩展到图片、音乐和电视节目,同时,社会网络分析虽已在很多领域得到应用,但在推荐系统中的应用还很缺乏,因此两者结合是未来的方向。为了整体展示该领域的进展,下面简述几篇重要的国内外推荐系统的综述性研究论文。

(1) 推荐系统定义

推荐系统在 20 世纪 90 年代中期出现,是从信息过滤技术、信息检索发展而来的特殊机器学习问题,Perugini 等将推荐系统定义为:"Recommender Systems develop a model of user preferences to predict future ratings of artifacts",即通过建立用户偏好模型,预测用户对未来商品的喜好程度的系统[33]。很多学者也都遵循这一定义,从个性化推荐系统的用途给出这一定义,并指出是向研究问题中输入数据,面向用户的心理偏好给出选择[34]。

另外一部分学者认为推荐系统的重心是推荐技术,如 Ricci et al.给出的定义为:"Recommender Systems(RSs)are software tools and techniques providing suggestions for items to be of use to a user"。他们认为推荐系统要能够提供个性化的产品或服务,推荐算法和技术是其核心。推荐系统要解决信息过载问题,是从海量数据中过滤冗余信息的认知技术[35]。

Manouselis 等比较了不同学者的定义,认为区别是:一个关注的是"个性化"(individualized)及由此发展而来的推荐技术;另外一个关心的是"兴趣和有用性"(interesting and useful),但最终的目的是一致的,都是根据其他人的意见或评分,帮助人们做出更佳决策[36]。

(2) 推荐方法分类与对比

早期由于机器学习等研究者采用很多算法提高推荐系统准确率,故形成了很多分类。2004 年,黎星星等人根据数据使用方法将推荐技术分为:协作推荐、基于人口统计的推荐、基于效用的推荐、基于内容的推荐和基于知识的推荐 5 类,并比较了它们的优势、缺陷、适用范围,最后作者给出了 7 种混合推荐方法[37]。

目前广为接受的有 3 种推荐技术,Gediminas 和 Alexander 的一篇关于推荐系统最新进展和可能性扩展的文章十分清晰地阐述了推荐方法的 3 种类别(表 1-1),包括基于内容的推荐方法、协同过滤推荐方法以及混合推荐方法,并分析了各种推荐方法的局限性。作者还给出了提高推荐性能和更广泛应用的可能途径,如增加对用户和产品的理解、推荐过程中引入文本信息、支持多准则打分和提供更加弹性抗噪类型的推荐等[38]。

表 1-1　推荐系统研究分类

Recommendation Approach	Recommendation Technique	
	Heuristic-based	Model-based
Content-based	Commonly used techniques: ● TF-IDF (information retrieval) ● Clustering Representative research examples: ● Lang 1995 ● Balabanovie & Shoham 1997 ● Pazzani & Baillsus 1997	Commonly used techniques: ● Bayesian classifiers ● Clustering ● Secision trees ● Artficial neural networks Representative research examples: ● Pazzani & Billsus 1997 ● Mooney et al. 1998 ● Mooney & Roy 1999 ● Billsus & Pazzani 1999,2000 ● Zhang et al. 2002
Collaborative	Commonly used techniques: ● Nearest neighbor (cosine, correlation) ● Clustering ● Graph theory	Commonly used techniques: ● Bayesian networks ● Clustering ● Artificial neural networks ● Linear regression ● Probablistic models

（续表）

Recommendation Approach	Recommendation Technique	
	Heuristic-based	Model-based
Collaborative	Representative research examples： ● Resnick et al. 1994 ● Hill et al. 1995 ● Shardanand & Maes 1995 ● Breese et al. 1998 ● Nakamura & Abe 1998 ● Aggarwal et al. 1999 ● Pennock & Ishii 1999 ● Pennock & Horwitz 1999 ● Sarwar et al. 2001	Representative research example： ● Billsus & Pazzani 1998 ● Breese et al. 1998 ● Ungar & Foster 1998 ● Chien& George 1999 ● Getoor & Sahami 1999 ● Pennock & Horwitz 1999 ● Goldberge et al. 2001 ● Kumar et al. 2001 ● Pavlov & Pennock 2002 ● Shani et al. 2002 ● Yu et al. 2002，2004 ● Hofmann 2003，2004 ● Marlin 2003 ● Si & Jin 2003
Hybrid	Combining content-based and collaborative components using： ● Linear combination of predicted ratings ● Various voting schemes ● Incorporating one component as a part of the heuristic for the other Representative research examples： ● Balabanovie & Shoham 1997 ● Claypool et al. 1999 ● Pzzani 1999 ● Billsus & Pazzani 2000 ● Tran & Cohen 2000 ● Melville et al. 2002	Combining content-based and collaborative components by： ● Incorporating one component as a part of the model for the other ● Building one unifying model Representative research example： ● Basu et al. 1998 ● Condliff et al. 1999 ● Soboroff & Nicholas 1999 ● Ansari et al. 2000 ● Popescul et al. 2001 ● Schein et al. 2002

来源：Adomavicius&Tuzhilin，2005。

这些方向得到很多学者支持。其中多准则决策的推荐系统形成了很多研究成果。Nikos & Constantina 首先介绍了推荐系统的定义、类型和分类维度，然后从理论、技术和操作层面对推荐系统包含的维度进行了详细阐述，进而引入多准则推荐加强分类维度。文章基于现有分类标准对多准则推荐系统方法和工具进行分析，现有文献进行分类，希望能够建立多准则系统研究的综合框架[36]。

国内学者也总结了推荐系统技术的发展，如刘平峰、聂规划和陈冬林从推荐系统的 5 种技术分类、特点、优劣势的角度对国内外研究现状进行了综述，并阐述了电子商务推荐系统的研究内容，探讨了未来发展方向，提出将网格技术和语义本体技术引入到电子商务推荐系统中[39]。2009 年，刘建国等人根据推荐算法的不同介绍了协同过滤系统、基于内容的推荐系统、混合推荐系统和其他推荐算法。同时，文章阐述了网络结构特性对推荐系统的影响，着重介绍了基于用户—产品的二部图网络结构的推荐系统，并结合这些推荐系统的优缺点提出了几种提高精度、降低复杂度的方法，然后针对新用户、新产品、信息获取技术、网络结构建立等方面给出了若干研究方向[24]。

（3）应用领域

早期关于推荐系统的研究就意识到推荐系统是包含物品或者用户关系的网络。Saverio Perugini 等认为推荐系统最终使人与人产生连接关系[33]。因此，他们首先详述了推荐系统从 1997 年到 2002 年的发展历史和脉络，并回顾了一些代表性项目，如 GroupLens、Fab、PHOAKS、Siteseer，用来阐述它们是如何利用潜在和显现用户模型构建用户间关系以进行推荐的。然后阐述了学者们结合社会网络中的跳跃连接、幂律分布、小世界网络等来设计和评价推荐系统。最后认为分布式信息建设、正式的推荐系统模型和设计方法论是推荐系统领域未来的研究热点。

之后,推荐系统得到广泛应用,其中最为瞩目的是电子商务平台中的使用。刘鲁和任晓丽在他们的文章中建立了推荐系统研究内容框架,在此基础上从用户数据获取、个性化推荐算法研究、推荐系统性能评价问题及应用研究 4 个方面对先前的研究成果进行了评述,最后指出未来电子商务推荐系统应该集成销售、客户关系管理和供应链等新系统为企业提供决策支持[34]。

2012 年,Lü 等以 Netflix 公司设置 100 万美元大奖奖励提高电影和电视剧推荐系统精度的事情为例,列举了目前推荐系统的实际应用领域,分析了实际应用中推荐系统面临的 8 个主要挑战。随后,定义了推荐系统研究的基本概念以及评价指标。对推荐系统方法中最经常使用的基于相似度方法、降维技术(SVD、贝叶斯聚类、PLSA、LDA)、基于扩散方法、社会过滤方法和元方法进行了一一阐述。最后介绍了推荐系统的性能评价问题[40]。这篇文章对前期推荐系统研究面临的主要问题和推荐流程中各个步骤中遇到的问题都做了全面的总结,不论从应用领域层面还是技术层面都做了概述性研究,使读者推荐系统研究了全面整体了解,并具有技术性指导意义。

1.3.3　推荐系统分类与实际应用

推荐系统广泛应用于向潜在消费者推荐商品、服务和信息,例如,在Amazon.com 中推荐书籍[41]、CD 和其他商品[42],在 Netflix 中推荐 DVD 和电影[43],在 MovieLens 中推荐电影等[44]。为了将众多的应用领域划分开,本书按照推荐系统类别逐一展示实际的应用领域、网站系统和所使用技术。主流学者认为推荐系统可以分为三类,即基于内容的推荐(Content-based recommendation)、协同过滤推荐(Collaborative filtering recommendation)和混合推荐算法(Hybrid recommendation)。

（1）基于内容的推荐系统

基于内容的推荐系统是根据推荐物品之间的相似性来进行推荐的。先用机器学习等技术分析用户已经评分的内容,建立用户档案;然后将物品评分,选择最相似的推荐给用户;最后根据用户的决策信息完善推荐过程。

基于内容的推荐系统研究起源于信息检索和信息过滤技术[45],由于信息检索和过滤技术在文本应用中的重要性,许多基于内容系统的研究集中在文本信息挖掘上。其中,最常用的技术是 TF-IDF(Term Frequency/Inverse Document Frequency),它是通过提取关键词,计算其在文档中的权重来衡量不同内容的重要程度[46]。模糊集方法和机器学习算法也是常用方法[47, 48]。

基于内容的推荐早期被用作网页推荐和新闻推荐,Fab 系统就是给用户推荐网页的系统,它会推荐用户含有 100 个最重要词组的网页[49]。Syskill&Webert 系统根据 128 个含重要信息的文件实施网页推荐[50]。INFOrmer、News Dude、NewT 也都是做网页新闻推荐的系统,Re：Agent 则是根据 E-mail 的内容过滤垃圾邮件从而将有用的邮件推荐给用户[51]。随着这些研究的相对成熟,以及新的推荐内容需求,如博客[52]、图片分享[53]、在线教育的研究[54]逐渐增加,在 Web 2.0 时代,用户可以对原始内容发布自己的观点,他们的属性和喜好可以通过标签在一定程度上反映出来,很多基于内容的推荐也在这方面做了很多研究,并取得了不错的成果[55-59]。随着微博的出现和流行,微博内容的推荐也相继出现,一些学者通过 Twitter 账号的标签进行朋友和账号推荐[60]。基于内容的推荐模型如图 1-2 所示。

（2）协同过滤推荐系统

协同过滤算法基于其他用户对商品的打分,即用户和商品的交互数据,而忽略商品和用户的特征,即用户 c 对项 s 的效用 $u(c, s)$ 是基于其他用户 c_j $\in C$(与用户 c 很相似)对项 s 的效用 $u(c_j, s)$ 而得出的。这也是目前应用最

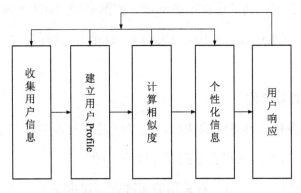

图 1-2 基于内容的推荐模型

广泛、在实际中效果比较好的推荐系统。Breese 等将协同过滤算法分为基于内存的算法(Memory-Based)与基于模型的算法(Model-Based)[61]。基于内存的算法是根据系统内所有被打过分的项的信息进行预测。在协同过滤推荐系统中,用户 c 对物品 s 的打分记为 $r_{c,s}$,这一数值是通过其他用户对物品 s 的评分得出的。最常用的技术是利用不同相似度计算用户或者物品的相似程度,然后进行 Top-N 推荐。因此,协同过滤推荐最为关键的一步是相似度计算,包括余弦相似性、修正的余弦相似性、相关相似性(Pearson 相似性)[24, 38, 62]。

基于模型的算法是利用收集的打分来学习一个模型,然后进行打分预测。目前,形成了很多基于模型的协调过滤算法,文献[63]中应用了基于概率的协同过滤算法,文献[64]提出了机器学习技术,如人工神经网络。其他协同过滤算法有如贝叶斯模型、线性回归模型、概率相关性模型、最大熵模型[65]等。同时,有些学者认为协同过滤推荐中的变量和维度更加综合、评估标准更加复杂才能得到更好的结果。譬如,Manouselis 与 Costopoulou 提出了基于多准则的协同过滤推荐系统,即对产品进行多指标的衡量[36, 66]。

GroupLens 建立了用户信息群,用户注册时需要填写自己的信息,系统根据信息计算相似度,向其他用户进行协同推荐[67]。Ringo 利用个人社会信息向用户推荐音乐。其他还有如 Amazon 的图书推荐,CDNow 的 CD 推荐,Phoaks 的网页信息推荐,Netflix 公司的 DVD 推荐,视频网站 Youtube 的视频推荐等[24, 68]。

(3) 混合推荐算法

为了减少各种推荐算法的缺点,在实际应用中,很多系统采用混合推荐算法来提高推荐性能,其组合方式存在以下 7 种。

① 加权型(Weighted)。对采用的多种推荐技术赋予不同的权值。

② 变换型(Switch)。同一问题中,根据问题背景、数据类型和实际情况选择采用不同的推荐技术。

③ 混合型(Mixed)。混合使用多种推荐技术,每种提供自己的推荐结果供用户选择。

④ 层叠型(Cascade)。先用一种推荐技术给出推荐结果,接着利用其他推荐算法进一步计算优化。

⑤ 特征组合型(Feature Combination)。将不同推荐数据源的特征融合在一起,利用其他推荐算法推荐。

⑥ 元层次型(Metal-Level)。选择一种推荐方法建立模型,将其输入到另一种推荐方法的起始阶段,形成层次输入。

⑦ 特征扩充型(Feature Augmentation)。若一种推荐技术出现附加特征,将这些特征扩充到另一种推荐技术的特征集中。

根据基于内容和协同过滤的混合方式,又可以将混合推荐系统分为四种。

第一种是将单独系统相结合的推荐系统。如先单独应用协同过滤、基于内容的算法进行推荐,再将推荐结果线性结合起来,根据规则进行推荐。Daily Learner 系统就是将多种系统的推荐结果结合起来,选择某一时刻更可信的结果进行推荐[69]。Amazon 系统将协同过滤算法和基于内容的方法都以每个人的购物记录和买过此物品外还购买过其他物品的方式分别推荐[70]。

第二种是在协同过滤系统中加入基于内容的算法。Fab 等系统采用基于内容的协同过滤算法。Basu 等系统以基于内容和协同过滤算法为工具建立用户和项的二维关联关系,预测新用户对项的喜爱程度[38]。MovieLens 协同过滤的系统对电影评价和打分是研究较多的系统,它把电影按照内容分类并引入能够带来性能的提升[71]。

第三种是在基于内容的推荐系统中加入协同过滤算法。最为常用的分类技术就是在基于内容的档案中采用"降维"方法,如贝叶斯聚类、潜在语义索引(Latent Semantic Indexing)和 Latent Dirichlet Allocation (LDA)[40, 72]。

第四种是单个组合的推荐模型。如基于规则的分类器设计、贝叶斯混合效应回归模型、马尔科夫链等[73]。同时,混合推荐和其他技术结合也可以提高推荐的准确率,并克服一些局限性问题。如结合基于案例的推理技术(Case-Vased Reasoning),朴素贝叶斯(Naïve Bayes)、神经网络以及其他机器学习方法[74, 75]。本书将以上推荐分类和技术使用总结,如表 1-2 所示。

表 1-2　推荐系统分类和技术使用

方法	网站	领域	技术
基于内容推荐	Fab, Syskill & Webert, INFOrmer, News Dude, NewT, Re: Agent, Twitter	网页、新闻、电子邮件、购物、图片、朋友	TF-IDF、模糊集、机器学习
协同过滤推荐	GroupLens, Ringo, Amazon, Jester, CDNow, Phoaks, Netflix, Youtube, Facebook	电影、音乐、图书、CD、DVD、视频	余弦相似性、修正的余弦相似性、相关相似性、SVD、KNN、神经网络、贝叶斯网络
混合推荐	Amazon, Fab, Movielens, CDNow	图书、网页、电影	TF-IDF、贝叶斯聚类、LSI、LDA、机器学习

1.4　本章小结

本章通过展现电子医疗健康的发展以及现实需求,阐述了电子医疗健康时代的到来对人们生活和科研的重要改变。然后,重点介绍了随着社交媒体平台爆炸式的发展及其特有社交属性,电子医疗健康在该平台上的发展更具吸引性和扩展性。推荐系统为其发展提供了技术支持。最后,本章阐述了推荐系统的研究现状及其发展概况,并详细介绍了推荐算系统涉及的算法分类和实际生活中的各种应用。

参考文献

[1] Eysenbach G, Powell J, Englesakis M, et al. Health related virtual communities and electronic support groups: Systematic review of the effects of online peer to peer interactions[J]. BMJ (Clinical Research Ed), 2004, 328(7449): 1166.

[2] Barrett M, Oborn E, Orlikowski W. Creating value in online communities: The sociomaterial configuring of strategy, platform, and stakeholder engagement [J]. Information Systems Research, 2016, 27(4): 704-723.

[3] Just M A, Pan L, Cherkassky V L, et al. Machine learning of neural representations of suicide and emotion concepts identifies suicidal youth [J]. Nature Human Behaviour, Nature, 2017, 1(12): 911-919.

[4] Burton-Jones A, Volkoff O. How can we develop contextualized theories of effective use? A demonstration in the context of community-care electronic health records[J]. Information Systems Research, 2017, 28(3): 468-489.

[5] Kohli R, Tan S S L. Electronic health records: How can IS researchers contribute to

transforming healthcare? [J]. MIS Quarterly, 2016, 40(3): 553-573.

[6] Miotto R, Li L, Kidd B A, et al. Deep patient: An unsupervised representation to predict the future of patients from the electronic health records[J]. Scientific Reports, 2016, 6: 26094.

[7] Mishra A N, Anderson C, Angst C M, et al. Electronic health records assimilation and physician identity evolution: An identity theory perspective[J]. Information Systems Research, 2012, 23(3-part-1): 738-760.

[8] Marakhimov A, Joo J. Consumer adaptation and infusion of wearable devices for healthcare[J]. Computers in Human Behavior, 2017, 76: 135-148.

[9] Hirschberg J, Manning C D. Advances in natural language processing[J]. Science, 2015, 349(6245): 261-266.

[10] Lazer D. The rise of the social algorithm[J]. Science, 2015, 348(6239): 1090-1091.

[11] Klaassen B, van Beijnum B J F, Hermens H J. Usability in telemedicine systems: A literature survey[J]. International Journal of Medical Informatics, 2016, 93: 57-69.

[12] Larsson A O, Moe H. Studying political microblogging: Twitter users in the 2010 Swedish election campaign[J]. New Media & Society, 2012, 14(5): 729-747.

[13]Alexander P, Patrick P. Twitter as a corpus for sentiment analysis and opinion mining [C]//Proceedings of the Seventh International Conference on Language Resources and Evaluation. Valletta: the Seventh International Conference on Language Resources and Evaluation, 2010.

[14] A Agarwal A, Xie B, Vovsha I, et al. Sentiment analysis of twitter data [C]// Proceedings of the Workshop on Language in Social Media (LSM 2011). Portland: the Workshop on Language in Social Media, 2011.

[15] Thelwall M, Buckley K, Paltoglou G. Sentiment in twitter events[J]. Journal of the American Society for Information Science and Technology, 2011, 62(2): 406-418.

[16] Awad E M. Electronic commerce: From vision to fulfillment [M]. Upper Saddle River:

Prentice-Hall, Inc., 2006.

[17] Ricci F, Nguyen Q N. Acquiring and revising preferences in a critique-based mobile recommender system[J]. IEEE Intelligent Systems, 2007, 22(3): 22-29.

[18] Lin C T, Hong W C, Chen Y F, et al. Application of salesman-like recommendation system in 3G mobile phone online shopping decision support[J]. Expert Systems With Applications, 2010, 37(12): 8065-8078.

[19] Zhang Y Y, Jiao J X. An associative classification-based recommendation system for personalization in B2C e-commerce applications[J]. Expert Systems With Applications, 2007, 33(2): 357-367.

[20] Shambour Q, Lu J. A hybrid trust-enhanced collaborative filtering recommendation approach for personalized government-to-business e-services[J]. International Journal of Intelligent Systems, 2011, 26(9): 814-843.

[21] Maswera T, Edwards J, Dawson R. Recommendations for e-commerce systems in the tourism industry of sub-Saharan Africa[J]. Telematics and Informatics, 2009, 26(1): 12-19.

[22] López-Nores M, Blanco-Fernández Y, Pazos-Arias J J, et al. Automatic provision of personalized e-commerce services in Digital TV scenarios with impermanent connectivity [J]. Expert Systems With Applications, 2011, 38(10): 12691-12698.

[23] Ren N, Li Q. Research on the trust model based on the groups' internal recommendation in E-commerce environment[J]. Journal of Software Engineering and Applications, 2009, 2(4): 283-287.

[24] 刘建国,周涛,汪秉宏.个性化推荐系统的研究进展[J].自然科学进展,2009,19(1):1-15.

[25] Xu Y H, Guo X T, Hao J X, et al. Combining social network and semantic concept analysis for personalized academic researcher recommendation[J]. Decision Support Systems, 2012, 54(1): 564-573.

[26] Armentano M G, Godoy D, Amandi A. Topology-based recommendation of users in micro-blogging communities[J]. Journal of Computer Science and Technology, 2012, 27 (3): 624-634.

[27] Bonhard P, Sasse M A. "Knowing me, knowing You": Using profiles and social networking to improve recommender systems[J]. BT Technology Journal, 2006, 24(3): 84-98.

[28] Guy I, Carmel D. Social recommender systems[C]//WWW'11: Proceedings of the 20th international conference companion on World wide web. 2011: 283-284.

[29] Walter F E, Battiston S, Schweitzer F. A model of a trust-based recommendation system on a social network[J]. Autonomous Agents and Multi-Agent Systems, 2008, 16 (1): 57-74.

[30] Arazy O, Kumar N, Shapira B. Improving social recommender systems [J]. IT Professional, 2009, 11(4): 38-44.

[31] Liang T P, Lai H J, Ku Y C. Personalized content recommendation and user satisfaction: Theoretical synthesis and empirical findings [J]. Journal of Management Information Systems, 2007, 23(3): 45-70.

[32] Park D H, Kim H K, Choi I Y, et al. A literature review and classification of recommender systems research[J]. Expert Systems With Applications, 2012, 39(11): 10059-10072.

[33] Perugini S, Gonçalves M A, Fox E A. Recommender systems research: A connection-centric survey[J]. Journal of Intelligent Information Systems, 2004, 23(2): 107-143.

[34] 刘鲁,任晓丽.推荐系统研究进展及展望[J].信息系统学报,2008,2(1):82-90.

[35] Ricci F, Rokach L, Shapira B, et al. Introduction to Recommender Systems Handbook [M]. Berlin: Springer. 2010.

[36] Manouselis N, Costopoulou C. Analysis and classification of multi-criteria recommender systems[J]. World Wide Web, 2007, 10(4): 415-441.

[37] 黎星星,黄小琴,朱庆生.电子商务推荐系统研究[J].计算机工程与科学,2004,26(5):7-10.

[38] Adomavicius G, Tuzhilin A. Toward the next generation of recommender systems: A survey of the state-of-the-art and possible extensions [J]. IEEE Transactions on Knowledge and Data Engineering, 2005, 17(6): 734-749.

[39] 刘平峰,聂规划,陈冬林.电子商务推荐系统研究综述[J].情报杂志,2007,26(9):46-50.

[40] Lü L, Medo M, Yeung C H, et al. Recommender systems[J]. Physics Reports, 2012, 519(1): 1-49.

[41] Linden G, Smith B, York J. Amazon.com recommendations: Item-to-item collaborative filtering[J]. IEEE Internet Computing, 2003, 7(1): 76-80.

[42] Kim Y S, Yum B J, Song J, et al. Development of a recommender system based on navigational and behavioral patterns of customers in e-commerce sites [J]. Expert Systems With Applications, 2005, 28(2): 381-393.

[43] Bell R M, Koren Y. Lessons from the Netflix prize challenge[J]. ACM SIGKDD Explorations Newsletter, 2007, 9(2): 75-79.

[44] Miller B N, Albert I, Lam S K, et al. MovieLens unplugged: Experiences with an occasionally connected recommender system [C]//IUI'03: Proceedings of the 8th international conference on Intelligent user interfaces. 2003: 263-266.

[45] Baeza-Yates R, Ribeiro-Neto B. Modern Information Retrieval [M]. [S.l.]: Addison-Wesley Professional, 2011.

[46] Pazzani M J. A framework for collaborative, content-based and demographic filtering [J]. Artificial Intelligence Review, 1999, 13(5-6): 393-408.

[47] Zenebe A, Norcio A F. Representation, similarity measures and aggregation methods using fuzzy sets for content-based recommender systems[J]. Fuzzy Sets and Systems, 2009, 160(1): 76-94.

[48] Kant V, Bharadwaj K K. A user-oriented content based recommender system based on

reclusive methods and interactive genetic algorithm［C］//Proceedings of Seventh International Conference on Bio-Inspired Computing: Theories and Applications（BIC-TA 2012），2013: 543-554.

［49］Balabanović M, Shoham Y. Fab［J］. Communications of the ACM，1997，40(3): 66-72.

［50］Pazzani M, Billsus D. Learning and revising user profiles: The identification of interesting web sites ［J］. Machine learning，1997，27(3): 313-331.

［51］Montaner M, López B, De La Rosa J L. A taxonomy of recommender agents on the internet ［J］. Artificial intelligence review，2003，19(4): 285-330.

［52］Chiu P H, Kao G Y M, Lo C C. Personalized blog content recommender system for mobile phone users［J］. International Journal of Human-Computer Studies，2010，68 (8): 496-507.

［53］Tkalcic M, Odic A, Kosir A, et al. Affective labeling in a content-based recommender system for images［J］. IEEE Transactions on Multimedia，2013，15(2): 391-400.

［54］Ghauth K I, Abdullah N A. The effect of incorporating good learners' ratings in e-learning content-based recommender system ［J］. Educational Technology & Society，2011，14(2): 248-257.

［55］Lops P, de Gemmis M, Semeraro G, et al. Content-based filtering with tags: The FIRSt system［C］//2009 Ninth International Conference on Intelligent Systems Design and Applications. Pisa, Italy. IEEE, : 255-260.

［56］Barragáns-Martínez A B, Rey-López M, Costa Montenegro E, et al. Exploiting social tagging in a web 2.0 recommender system［J］. IEEE Internet Computing，2010，14(6): 23-30.

［57］Shan S M, Zhang F, Wu X F, et al. Ranking tags and users for content-based item recommendation using folksonomy［C］//Computing and Intelligent Systems，2011: 32-41.

［58］Lops P, de Gemmis M, Semeraro G, et al. Content-based and collaborative techniques for tag recommendation: An empirical evaluation[J]. Journal of Intelligent Information Systems, 2013, 40(1): 41-61.

[59] Lin C, Xie R Q, Guan X J, et al. Personalized news recommendation via implicit social experts[J]. Information Sciences, 2014, 254: 1-18.

[60] Garcia Esparza S, O'Mahony M P, Smyth B. Mining the real-time web: A novel approach to product recommendation[J]. Knowledge-Based Systems, 2012, 29: 3-11.

[61] Breese J S, Heckerman D, Kadie C. Empirical analysis of predictive algorithms forcollaborative filtering[C]// Proceedings of the Fourteenth conference on Uncertainty in artificial intelligence(UAI'98).Madison: the Fourteenth conference on Uncertainty in artificial intelligence,1998.

[62] 马宏伟,张光卫,李鹏.协同过滤推荐算法综述[J].小型微型计算机系统,2009,30(7): 1282-1288.

[63] Delgado J, Ishii N. Memory-based weighted majority-prediction for recommender systems[C]//Proceedings of the 22nd annual international ACM SIGIR conference on Research and development in information retrieval(SIGIR'99). Berkeley: the 22nd annual international ACM SIGIR conference on Research and development in information retrieval,1999.

[64] Billsus D, Pazzani M J. Learning collaborative information filters[C]//proceedings of the fifteenth international conference on machine learning(ICML'98).San Francisco: Morgan Kaufmann Publishers Inc, 1998.

[65] Pavlov D, Pennock D. A maximum entropy approach to collaborative filtering in dynamic, sparse, high-dimensional domains[C]//Proceedings of the 15th International Conference on Neural Information Processing Systems (NIPS'02). Cambridge: MIT Press, 2002.

[66] Manouselis N, Costopoulou C. Experimental analysis of design choices in multiattribute utility collaborative filtering [J]. International Journal of Pattern Recognition and

Artificial Intelligence, 2007, 21(2): 311-331.

[67] Konstan J A, Miller B N, Maltz D, et al. GroupLens[J]. Communications of the ACM, 1997, 40(3): 77-87.

[68] Davidson J, Liebald B, Liu J N, et al. The YouTube video recommendation system [C]//RecSys'10: Proceedings of the fourth ACM conference on Recommender systems. 2010: 293-296.

[69] Billsus D, Pazzani M J. User modeling for adaptive news access [J]. User Modeling and User-Adapted Interaction, 2000, 10(2-3): 147-180.

[70]Schafer J B, Frankowski D, Herlocker J, et al. Collaborative filtering recommender systems [M]//Brusilovsky P, Kobsa A, Nejdl W. The Adaptive Web: Methods and strategies of web personalization. [S.l.]: Springer, 2007:291-324.

[71] Sharma M, Reddy P K, Kiran R U, et al. Improving the performance of recommender system by exploiting the categories of products [C]//Databases in Networked Information Systems, 2011: 137-146.

[72] de Campos L M, Fernández-Luna J M, Huete J F, et al. Combining content-based and collaborative recommendations: A hybrid approach based on Bayesian networks[J]. International Journal of Approximate Reasoning, 2010, 51(7): 785-799.

[73] Ansari A, Essegaier S, Kohli R. Internet recommendation systems[J]. Journal of Marketing Research, 2000, 37(3): 363-375.

[74] Shinde S K, Kulkarni U. Hybrid personalized recommender system using centering-bunching based clustering algorithm[J]. Expert Systems With Applications, 2012, 39 (1): 1381-1387.

[75] Christakou C, Stafylopatis A. A hybrid movie recommender system based on neural networks [J]. 5th International Conference on Intelligent Systems Design and Applications (ISDA'05), 2005: 500-505.

第 2 章

社交媒体平台及
其数据收集

2.1　社交媒体平台特征

随着 Web 2.0 的兴起与发展,社交媒体成为重要的互联网络入口。在用户参与信息生产与交换过程中,社交媒体平台上也产生和积累了海量数据,包括文本数据、图片、表情、社会网络关系。通过对众多社会媒体的分析,如 Facebook、Twitter、LinkedIn、微博、微信。我们可以看出它们主要有四个特征:内容多元、功能多元、文本量大和社会网络数据量大。

（1）内容多元性

社交媒体上用户发布的内容因为受到字数的限制,所以造成了发文次数多,极大地增加了用户的黏性和惯性,相较于传统互联网媒介,用户参与度大大提高。而且通过改善用户之间的互动,吸引了更多的用户群体参与。用户发布的内容从最初的文字,到后来的图片、表情包,方便了用户快速回复交流,形成了新的社交媒体语言。用户可以创建讨论组,对热点事件和共同关心的事件、人物集中讨论,也可以快速地产生文本、表情、图片、链接等形式的信息。因此,各个社交媒体平台上的内容是多种多样的。

（2）功能多元性

在社交媒体平台上,用户可以发表内容和评论进行信息交互,也可以交友。除此之外,在短文本发展基础上,增加了一些阅读性强的公众号、文章分享,使得用户群体进一步扩大。在视频浏览流行的今天,各个平台也陆续增加了短视频分享和评论功能。为了维持发展和增加收入,也嵌入了广告内容还有逐渐加入的购物和娱乐功能,例如 Facebook 改名 Meta 重点发展元宇宙,挖掘游戏功能的潜力,使得流量持续增长。因此,社交媒体的功能是多元的。

（3）文本大数据

在众多内容中,最主要的还是用户发布的文本和评论文本,这里包含了用户想要传播的信息、情感甚至诉求。Mate 发布的 2021 年第四季度数据,旗下 Facebook 平台全球月活跃用户（Month Active User,MAU）数量为 29.1 亿人,日活用户（Day Active User,DAU）数量为 19.3 亿人。微博发布的 2020 年四季度及全年财报显示,2020 年 12 月的月活跃用户数为 5.21 亿。这些平台的用户每天发布海量的文本内容,带来了丰富的信息资源,对不同平台、企业和消费者都是宝贵的财富。科学合理地使用这些文本资源将会使得企业更加了解用户的需求并动态调整策略。

（4）社会网络大数据

社交媒体对人际关系经营的重视使得社交网络变得更加庞大和复杂,平台拥有集生产者、消费者和传播者为一体的用户,不同角色的用户之间相互关注构建了复杂的网络系统。网络中的特殊结点对信息传播又产生重大影响,使得信息加速传播出去,形成了意见领袖。网络中有同样兴趣的群体形成了隐式和显式社区,共同讨论参与,这些网络子群有其独有的特征。对善用网络数据分析的企业来说,网络关系发现能够带给他们只有社交平台才有的信息,可以通过网络分析发现个性化和群体规律,有助于拓展和加固社会关系。社会网络大数据中隐含的各种结点和社区信息,为商业发展和社会管理都带来了不同以往的机遇与挑战。

具体来看,微博是目前最为流行的微型博客交流平台之一,它比博客更加灵活、直接和简洁。这是因为它有每次发布的内容长度上的限制,例如,Twitter 的单次文本内容发布长度限制在 140 个字符以内,新浪微博的单次文字内容长度限制也是 140 个字。简洁的文本是微博服务功能最为突出的优点。作为全球最为流行的微博，Twitter 在 2006 年开始发布的时候只提供文本交流形式，使得它迅速被大众接受和推广。随着用户需求的增多，其增加支持其他内容的发布，比如图片、音乐、视频、电影等。一些研究认为，微博是一种新的交流平台和新闻扩散的媒介，它带来了互联网的创新。结合其他学者对 Twitter 和新浪微博的研究，本书认为，微博的服务可以概括为以下六个方面：

① 即时新闻和观点的转发和扩散；

② 特定社区交流，@社区用户账号；

③ 共享公共网盘、博客、信息和 URL；

④ 日常琐事；

⑤ 特定话题和内容的服务，如医疗、管理学、心理学等；

⑥ 广告宣传。

微博另一大优势在于具有用户移动性，微博用户不仅可以在 PC 机上注册登录，而且还可以在其他移动终端登录。随着手机移动业务服务的增加，更多用户使用手机微博 APP，随时随地登录微博，发布即时信息和新闻来吸引自己的粉丝。当自己的粉丝数和关注数增加到一定程度时，就在微博平台上形成了自己的虚拟社会网络。用户不仅可以随时联系亲属和好友，还可以找回原有同学、同事，结识潜在朋友，扩展信息获取渠道，增加社会活动范围。因此，微博平台可以增加虚拟网络的社会性。根据人群的网络特征，可以把微博账号分为三种类型：

① 信息源，他们是信息的最初发布者，及时发布新闻、音乐、电影、体育等大家感兴趣的内容，而且发布频率较高，因而他们吸引了众多粉丝的关注。

② 朋友和亲友，他们因为是真实社会中的好友和亲友关系而关注发布者，如家人、同学、同事。

③信息搜寻者,他们寻求自己感兴趣的信息,因此关注信息发布者。此类账户有很多关注者,他们大多转发别人的信息,自己原创的有用信息被转发的次数较少。

从上述对微博的分析中可以看出其有别于传统推荐系统的特点:一方面在微博平台上,用户通过关注形成有别于现实的社交网络,社交关系得到扩展。这种网络结构既包含亲属、同学以及朋友等强关系网络,又有自己关注的明星、学者或企业机构等弱关系网络。对这种网络拓扑的推荐是在传统推荐系统中没有出现的;另一方面,微博对每条文本内容有较为严格的字数限制,这就要求用户在描述信息时对文字简洁性要格外注意,从而形成了简写和缩写,通过表情、标点符号来传递信息。这是有别于论坛、博客等形式的新型文本传递方式。同时,因为简短,微博发布方式更加简单、快捷,发布流程大大缩短,在能够清晰传达想法的前提下,写作方式也更加随意。因此,微博等社交网络平台的出现,使得用户参与到网络的积极性更大,对新型复杂网络和文本信息贡献更多。

正是由于微博的这些特征,从它一出现就吸引了广大学者的兴趣。早期的微博研究主要集中在微博的社会网络结构研究,例如 Java 研究了 Twitter 的网络拓扑结构以及用户的属性特征[1]。Krishnamurthy et al. 等人研究微博的社会网络结构,并对微博用户进行分类,分析用户网络行为[2]。

最近的研究很多学者转移到微博的创新应用上,很多企业希望利用微博这一巨大资源平台宣传和推销自己的产品和服务,如 Jansen et al. 研究了如何利用微博进行产品推广[3]。微博的社会网络结构能够反映特定群体的社会关系,也被用来研究企业人员行为。微博上的信息传播迅速、更新较快,传播的内容能较真实反映用户的心理特征和对新闻的情感偏好,因此,可以用来进行文本挖掘和数据研究,如政治选举预测,重大危机和突发事件管理,金融分析和股市预测等。

2.2　社会网络数据收集方法

本书研究的新浪微博数据是复杂的网络数据。社会网络数据收集方法主要有两种:

(1)一种是滚雪球式,它是抽取一定用户数据为种子,然后逐层收集,由用户连接用户。对微博数据来说,就是先收集一定用户的粉丝信息,然后采用广度优先算法,收集每一层用户信息,逐层数据量如滚雪球一样越来越大。这种方式会产生数据灾难,收集数据工作量巨大。

(2)另一种方式是确定边界式,对于研究的社会网络,可以选择特定范围的数据。如可以对话题社区、特定研究主题或者某一层数据进行研究。这样会使得数据收集更有针对性,研究目的更加明确,大大减少数据收集工作量。因此,本书采用确定边界的方法收集微博网络数据。我们确定50个种子文件,然后收集他们的粉丝信息和关注信息,将这些信息再放入种子文件里,继续收集第二层数据的粉丝信息和关注信息,即完成了数据收集工作。

第二种方式首先要选定局部社区网络收集相应数据。在确定了网络边界后,需要合理选择用户种子,进而扩大社会网络,并在这个网络内设计有效推荐框架。因此,收集针对社会化推荐的微博网络数据是研究的基础。这就需要确定网络边界,本书提出了基于可变精度的采集方法,通过采集不同精度的数据,确定最优网络边界。为了验证此方法的有效性,首先在公共数据集合上验证基于此方法的数据收集对最后推荐结果的影响。在获得好的结果后,再将此方法扩展到微博特定主题的网络数据收集上。

2.3　基于可变精度的协同推荐

2.3.1　可变精度

可变精度是指通过调节系统中的阈值,使得变化后的数据集合能够近似逼近原有数据集合。可变精度用来研究现有计算系统中与资源约束和不完备信息推理有关的问题处理传统浮点型计算不能解决的问题。可变精度更多的应用是加入计算系统来决定结果的正确性,详细内容参见文献[4~5]。同时,可变精度可被很好地应用到粗糙集理论中解决不完备信息,从而在粗糙集模型中引进了阈值参数 $\beta(0 \leqslant \beta < 0.5)$ 来定义上下近似和其他相关概念[6]。

可变精度已经被成功地用来解决计算结果正确性和信息推理,可以应用它来分析信息大小和推荐系统结果之间的关系。使用可变精度的成果要定义一个参数来衡量信息大小,在本书试验中,集合 U 代表全集,X 是原始数据集,Y 是其一个子集,通过精度的改变使得其逼近原始数据集 X,$Y \subseteq U$。在本案例中,Y 是电影打分总数低于指定数值的集合,因此,可变精度的定义可以表示为:

$$vp = 1 - \frac{|Y|}{|X|} \qquad (2-1)$$

式中,$|X|$,$|Y|$ 分别代表集合 X 和 Y 的基。

为了实现协同过滤,此过程需要三个步骤才能实现,包括收集用户信息、计算相似度和产品推荐。用户反馈结果被用来评价推荐技术的优劣。如果用户对推荐结果满意,推荐系统就计算推荐的正确度。因此,整个过程可以用图 2-1 展示。

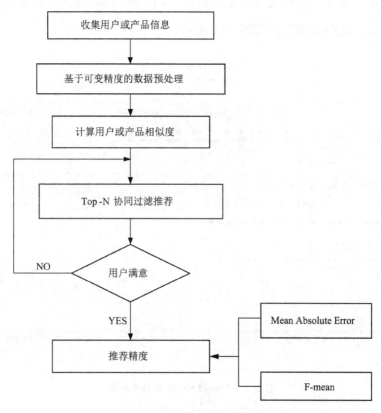

图 2-1　协同过滤推荐系统流程

(1) 收集用户信息

分析用户偏好是基础性和关键性的一步,需要从用户行为和偏好中找到一些规律,并以此作为推荐的基础。用户的历史信息可以提供这方面的数据,然而多大程度地收集和使用这些信息是一个重要问题。本书选择公共实验数据集,即"MovieLens"电影评价数据。在这个数据集中,用户注册成为会员后才能对自己看过的电影评价和打分。注册会员时，系统会收集用户个人信息和喜爱的电影类型等信息。根据用户填入的基本信息，用户可以得到最初的电影推荐。当用户在评价过很多部电影后，用户的个人爱好电影类型以及喜好程度都能够通过历史记录获得，推荐系统就能够更加精确地给出推荐的电影。此网站的界面如图 2-2 所示。

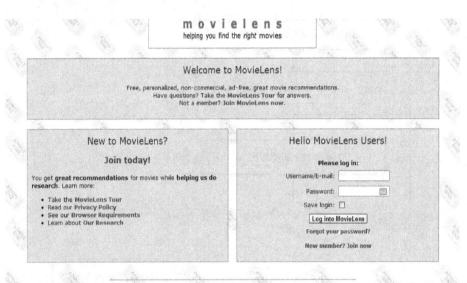

图 2-2　MovieLens 推荐系统界面

（2）计算相似的用户或物品

当从用户行为分析中得到用户偏好，可以据此计算用户或者物品相似度，进而做进一步的推荐。协同推荐过滤根据对象不同可以分为基于用户的协同过滤和基于物品的协同过滤。在本书中采用前者。在很多计算用户相似度的方法中有两种方法被普遍采用，即皮尔森相关系数和变量余弦[7-9]。这两种方法都首先定义了研究问题的集合，可以表示为 $S_{x,y} = \{s \in S \mid r_{x,s}$

$\neq \phi \& r_{y,s} \neq \phi \}$，表示用户 x 和用户 y 对产品的打分集合。因此，用户 x 和用户 y 的皮尔森相似度的计算公式为：

$$\mathrm{sim}(x,y) = \frac{\sum\limits_{s \in S_{x,y}} (r_{x,s} - \bar{r}_x)(r_{y,s} - \bar{r}_y)}{\sqrt{\sum\limits_{s \in S_{x,y}} (r_{x,s} - \bar{r}_x)^2} \sqrt{\sum\limits_{s \in S_{x,y}} (r_{y,s} - \bar{r}_y)^2}} \tag{2-2}$$

式中，$S_{x,y}$ 是同时被用户 x 和 y 打分的项；$r_{x,s}$，$r_{y,s}$ 是用户 x 和用户 y 对项 s 的打分；$\bar{r}_x$，$\bar{r}_y$ 是用户 x 和用户 y 打分的均值。

如果用户 x 和用户 y 的打分可以表示成多维向量，则可以运用向量余弦计算其相似度：

$$\mathrm{sim}(x,y) = \cos(x,y) = \frac{x \cdot y}{\|x\|_2 \times \|y\|_2} = \frac{\sum\limits_{s \in S_{x,y}} r_{x,s} r_{y,s}}{\sqrt{\sum\limits_{s \in S_{x,y}} r_{x,s}^2} \sqrt{\sum\limits_{s \in S_{x,y}} r_{y,s}^2}}$$

$$\tag{2-3}$$

这是计算清晰简单，使用率较高的相似度计算方法。针对电影评价数据的特点，本书采用向量余弦来计算用户对电影打分产生的数据，由此计算用户相似度。

（3）产品推荐

经过以上两个步骤，研究者可以得到用户或者产品相似度，然后就可以基于相似度的信息推荐给用户相应的产品。由于想推荐用户不同的电影，因此本书采用基于用户的协同过滤算法。根据用户偏好找到与其相似的用户，然后推荐 N 个最相似用户喜欢的产品。在计算过程中，本书把用户对所有产品的喜好看作向量，然后计算用户间的相似度。在得到 N 个近邻后，用相近用户的喜好来预测当前用户对没有评价的物品的喜好程度，最终得到推荐物品的排序列表。

本书根据协同过滤推荐系统的处理过程,设计了一种基于可变精度的新型协同过滤推荐算法。通过这种方法可以得到电影评价数据库的最优精度。然后,本书使用最优精度的数据集计算用户相似度。相似度列表降序排列将,根据 Top-N 推荐策略,提供给每个用户 N 个推荐电影,本算法伪代码如算法 2-1 所示。

算法 2-1　基于可变精度的协同过滤推荐

Input:训练集 S1 和测试集 S2

Output:Top N 推荐物品列表

1. 将集合 S1 和 S2 合并成集合 S

2. 设定可变精度值(V_i)得到 i 个新的数据集合(N_i)

3. for 每个精度值 $i(i = 1, 2, \cdots, m)$;每个用户 $j(j = 1, 2, \cdots, N_i)$ do

4. 在不同可变精度值下计算余弦相似度

$$S_i(j) = (\cos^i(U_j, U_{j+1}), \cos^i(U_j, U_{j+2}), \cdots, \cos^i(U_j, U_{j+N_i}))$$

5. 在精度 i 下排列用户 j 的余弦相似度 $S_i(j)$,选取 Top N 近邻预测每个物品的分值

6. end for

7. 计算和比较 S_i 的平均绝对误差(MAE)和 F-mean 值

8. 根据 MAE 和 F-mean 选择最优精度 V^* 和数据集 S_i^*

9. 给出 S_i^* 下的 Top N 物品推荐

2.3.2　基于可变精度的电影推荐方法验证

在本书研究中,需要一个数据量足够大,而且已经被广泛研究的推荐系统数据。所以,Movielens 中的"MovieLens 100k"数据集被选择为研

究对象，它包含 943 个用户对 1 682 部电影的 100 000 条评价。对这些数据集，研究员已经将他们分为训练集和测试集，为了研究数据量和整个数据信息使用的关系，本书将这些数据整合在一起形成原始的电影评价矩阵。

为了计算用户的相似度，本书还需要将这些数据转换成用户和电影的矩阵，即将这些数据转化成二维矩阵形式并用来计算用户或电影的相似度。为了验证数据收集的不同对信息使用的影响，本书将原始数据处理为不同精度的矩阵。由于原始数据比较大，本书选择固定间隔的精度，即可变精度为：$vp = \{1, 0.95, 0.90, 0.85\}$，从而得到三组新的数据矩阵。下一步，为了能够正确计算相似度，在新的数据矩阵中，本书删除了由于精度变化而造成的用户没有评分的行向量。由于余弦向量计算相似度的优越性和易操作性，本书选择此方法计算不同精度下的用户相似度，此过程使用 Matlab 7.0 软件得到相似度矩阵。

为了比较新的相似度的变化趋势，相似度被分成 10 个区间。同时，本书也把原始数据的相似度分成同样的比例间隔，因此，所有精度的相似度分布可以从表 2-1 中清楚看到。为了更加直观地看到不同精度下的相似度变化趋势，如图 2-3 中给出了四种变化曲线。

表 2-1　不同可变精度下用户相似度分布

相似度	S0	S5	S10	S15
$0 < s \leqslant 0.1$	213 905	103 561	79 528	58 455
$0.1 < s \leqslant 0.2$	128 372	122 147	109 500	93 029
$0.2 < s \leqslant 0.3$	41 222	80 396	85 900	85 262

（续表）

相似度	S0	S5	S10	S15
$0.3 < s \leqslant 0.4$	6 915	37 042	47 857	56 544
$0.4 < s \leqslant 0.5$	561	12 397	21 043	30 906
$0.5 < s \leqslant 0.6$	30	2 544	6 873	13 831
$0.6 < s \leqslant 0.7$	1	242	1 362	4 502
$0.7 < s \leqslant 0.8$	0	6	101	859
$0.8 < s \leqslant 0.9$	0	2	6	43
$0.9 < s < 1$	0	0	1	5

注：S0 表示原始矩阵，S5 是精度为 0.95 的数据矩阵，S10 是精度为 0.90 的数据矩阵，S15 是精度为 0.85 数据矩阵

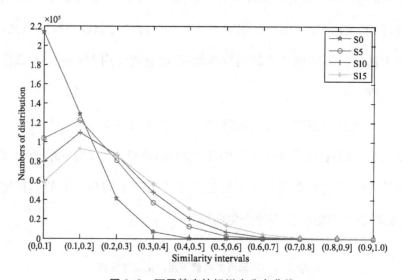

图 2-3　不同精度的相似度分布曲线

从表 2-1 和图 2-3 中，本节可以总结以下结论：

● 在原始矩阵中，用户相似度区间分布最多的是在(0，0.1]，相似度的值从原点线性递减延伸到区间(0.3，0.4]。其中，只有一个点落到区间

(0.6，0.7]，没有任何点落在更高区间分布中。但是，当提高精度值后，用户相似度分布最多的区间变成了(0.1，0.2]。对比原始数据来看，精度提高后的相似度分布在更多区间，而且比原始值逐步提高。特别是对于数据集 S10 来说，有相似度值大于 0.9，在 S15 中，有 5 个值分散到(0.9，1.0)中。

- 纵向看，可以发现在区间(0，0.1]和(0.1，0.2]中，随着精度的提高，相似度分布是下降的。但在区间(0.2，0.3]中，除了数据集 S10 和 S15 的分布几乎一致外，相似度的分布是随着精度的提高而提高的，并在随后的 7 个区间分布中保持这种趋势。

- 通过比较不同精度下的相似度变化，可以看到原始数据集中，用户相似度分布只是简单的递减。当精度增加后，相似度首先是增加接着呈现平缓下降的趋势。

在得到不用可变精度的相似度矩阵后，本书可以对用户相似度进行排序，以此根据 Top N 个近邻来预测待推荐用户对电影的打分。同时，本书可以计算用户给出的电影评分和预测值的平均绝对误差(MAE)。本书中，选取 Top 5 和 Top 10 个近邻去做预测，然后比较不同近邻数和预测值之间的关系。同时，本书也采用 F-mean 来衡量推荐结果并研究不同近邻数下的变化，通过分析不同精度下的 MAE 和 F-mean 值来发现有用规律。

2.3.3　实验结果与分析

通过 Top N 近邻方式对用户评价过的电影进行打分，然后将预测值和真实值进行比较。本书得到四种不同精度矩阵的 MAE，四种数据集下从 Top 5 到 Top 10 的误差值如表 2-2 所示，其曲线变化图如图 2-4 所示。

表 2-2　Top *N* 预测的平均绝对误差

正确率	S0	S5	S10	S15
top 5	1.671	1.519	1.381	2.046
top 6	1.682	1.53	1.391	1.869
top 7	1.632	1.484	1.357	1.703
top 8	1.642	1.494	1.367	1.631
top 9	1.612	1.466	1.348	1.558
top 10	1.621	1.474	1.352	1.514

注：S0 表示原始矩阵，S5 是精度为 0.95 的数据矩阵，S10 是精度为 0.90 的数据矩阵，S15 是精度为 0.85 数据矩阵

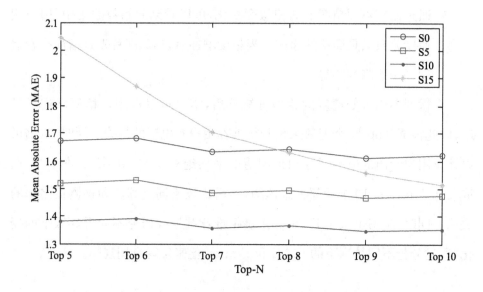

图 2-4　四种不同精度数据的平均绝对误差

从表 2-2 和图 2-4 中，可以得到几点关于 MAE 的结论。

- 对于前三个精度下（S0，S5，S10），可以看到 MAE 从 Top 5 到 Top 10 是波动变化的，三者变化趋势基本一致。因此，可以说在一定范围内减少所选择信息量时，推荐系统推荐性能保持不变。

- 从图 2-4 中可以看到曲线 S10 的值是其中最低的,曲线 S5 的值也低于 S0。这就意味着,随着精度增加,MAE 以相对小的比例提高了。因此,推荐系统的结果在精度提高后得到了一定的提升,对比原始数据集,S10 的 MAE 的值平均降低了 16.9%。

不过,曲线 S15 却有最高的 MAE,它的变化趋势和其他三种曲线也是不同的。虽然,从曲线总体发展来看,它的 MAE 从 Top 5 到 Top 10 是下降趋势,但是都比曲线 S5 和曲线 S10 要高。所以,可以看出,推荐系统的结果不是随着数据精度调高而增加的,反而在一个固定值后,推荐结果变得更差。因此,为了得到更好的推荐结果,电影推荐需要选择最优的精度值,即精度的增加有阈值。

另外一个衡量推荐性能的指标是 F-mean,它是综合了正确率和召回率的调合指标。在上述试验中,正确率(Precision)和召回率(Recall)的公式可以表示如下:

$$正确率 = \frac{预测正确数}{预测集合数量} \times 100\% \qquad (2-4)$$

$$召回率 = \frac{预测正确数}{评分集合数量} \times 100\% \qquad (2-5)$$

正确率和召回率存在相互制约作用,F-mean 指标是两者的加权平均值,它能够使正确率和召回率的重要性得以均衡,使得两个指标都被考虑到,其公式为:

$$F\text{-mean} = \frac{2 \times 精确率 \times 召回率}{精确率 + 召回率} \qquad (2-6)$$

在 Matlab 中设计程序执行此过程,其结果如表 2-3 所示。在电影推荐实验中,本书比较了其变化过程,如图 2-5 所示。同样,可以根据变化得出几点结论：

表 2-3　四种精度的 F-mean 值

F-mean	S0	S5	S10	S15
Top5	0.168 2	0.171 1	0.184	0.079 9
Top6	0.161	0.164 2	0.177 6	0.096 3
Top7	0.163	0.166 8	0.181 2	0.114
Top8	0.158 5	0.161 7	0.177 2	0.123 2
Top9	0.159 4	0.164 2	0.179	0.132 5
Top10	0.156 5	0.161 9	0.177 7	0.139 6

注：S0 表示原始矩阵，S5 是精度为 0.95 的数据矩阵，S10 是精度为 0.90 的数据矩阵，S15 是精度为 0.85数据矩阵

- 从图 2-5 中可以看到，与原始数据集的 F-mean 相比较，数据集 S5 和 S10 的 F-mean 增加了。数据集 S5 增加的幅度较小，基本和原始数据集的 F-mean 接近，而数据集 S10 则得到一定程度的提高。也就是说，利用数据集 S10 后的推荐结果的综合性能指标 F-mean 提高的比数据集 S5 大，这两者之间的增加比例比数据集 S5 和原始数据集间的差距更大。因此，在某一阈值内，随着精度的提高，推荐结果得到提升。

- 从变化趋势看，前三个曲线（S0，S5，S10）的变化规律是相同的，都是呈现轻微的波动和整体稍微下降趋势。而最后一条曲线（S15）则是在 Top5～Top7 和 Top7～Top10 阶段分别呈现线性增加的变化趋势，不过其增加值没有能够达到原始数据集的 F-mean 值。可以看出，在精度最高的推荐结果反而是最差的。

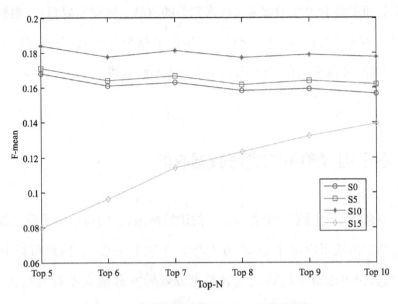

图 2-5 四种精度数据的 F-mean 值的曲线图

● 对于曲线 S10,可以发现它比其他曲线的值都小,这也验证了之前利用 MAE 指标观察推荐结果的规律。所以,当精度值大于某一阈值后,推荐性能反而比原始数据集更差。这进一步验证了为了得到更好推荐性能,可变精度需要控制在某一阈值内,例如在电影推荐试验中,其阈值是 0.9。

因此,应用可变精度方法对数据进行处理,并得到最佳精度值。从 MAE 和 F-mean 分析推荐结果,本书基于最优精度,MAE 平均改善了 16.9%,F-mean 的最大提高值也达到 2.1%。而在精度为 0.85 时,这两个指标都是最差值。即数据集的精度不能超过最佳阈值,否则,推荐结果将会更差。

本小节证明了基于可变精度的协同过滤方法的优越性,因此,可以将此方法运用到其他电子商务推荐系统中。需要注意的是,这种方法会忽略一些冷门商品而更多地关注能够带来较多利益的商品。同时需要指出,根据不同研究对象和推荐内容,系统需要设置不同的数据精度阈值,但是这种方法却具有普遍性,可以使用在其他平台,如 Facebook、微博。

2.4　基于可变精度的微博数据收集

新浪微博是中国第一个也是最大的微博网站,它的用户注册数已经超过2.5 亿,日常活跃用户超过 3 000 万人[10]。在这个平台上,用户可以分享他们的信息,也可以对不同话题发表意见或者转发其他人发布的重要信息。专业领域的员工或者企业可以在微博上开设账户并通过认证,从而提供信息服务和知识传播。譬如,医生或医疗部门可开通微博账号为病人提供信息咨询服务并发布最新医学、药物或治疗方法的信息,而医疗卫生是一个前景广泛、便于提供有效服务的领域。为了能够研究复杂的社会网络结构以及网络发展过程,我们需要选择患者人数较多的群体。在众多疾病中糖尿病受到很多人关注。在中国,目前有 4 000 万人患有不同程度的糖尿病,所以糖尿病需要更多的关注和基础教育来改进医疗服务[11]。有了微博平台,更多医生和医疗机构可以通过微博发布新的关于糖尿病的信息和正确治疗途径来帮助更多的病人。因此,本书以糖尿病主题为例收集数据,其他主题与此完全一致。

这类社会群体在微博上通过关注建立了复杂的社会网络,可以通过新浪API 得到这些数据。我们在新浪微博上建立账户"HealthcareData",通过搜索糖尿病这个主题,在糖尿病领域专家帮助下,选择粉丝数比较多的 55 个相关用户作为这个领域的种子,包括糖尿病医院账户、著名糖尿病医生认证账号和糖尿病杂志认证账号,如图 2-6 所示,从中可以看到用户的关注数、粉丝数和微博数等基本信息,也可以从右侧看到建立新浪微博账号加关注的账号和粉丝账号的头像等信息。

为了选择合适的数据集,使用本书提出的可变精度方法对这 55 个用户信息进行处理。同样选择不同精度,以 0.05 为浮动间隔,形成 $vp = \{0.95,\ 0.90,\ 0.85\}$ 三种新的精度数据,分别进行协同过滤推荐。按照加入时间进行排序,根据计算结果,数据集分别选择 55、52、50 和 47 个种子。各组种子文件下的粉丝数、关注数、微博数等信息见表 2-4。

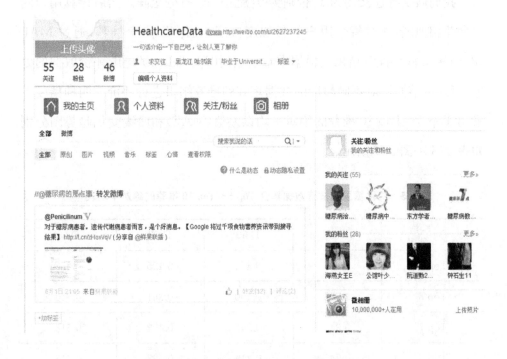

图 2-6　本书建立新浪糖尿病微博账号信息

表 2-4　四种不同种子数的新浪微博账号信息

种子数 （个）	粉丝数 （人）	关注数 （人）	微博数 （篇）	平均粉丝数 （人）	平均微博数 （篇）	矩阵稀疏度 （%）
55	565 178	31 645	49 708	10 276	904	23.17
52	400 692	29 639	46 211	7 706	889	22.78
50	379 825	27 330	44 067	7 597	881	23.88
47	378 590	24 552	42 969	8 055	914	24.22

本节的目的是研究出选定一种推荐方法的推荐结果和种子数之间的关系。我们假定有连接的为 1，否则为 0，建立一个打分矩阵。然后计算用户间的余弦相似度，并对每个用户的相似度排序，进行 Top N 推荐，通过 MAE 和 F-mean 衡量推荐结果。根据本章前面对"MovieLens"电影评价数据的处理流程，本节同样对不同精度的数据矩阵的推荐结果进行评价。四种精度下采用 Top 5～Top 10 推荐的绝对平均误差值（MAE）和曲线变化趋势图分别如表 2-5 和图 2-7 所示。

表 2-5　四种糖尿病微博数据集合 Top 5～Top 10 推荐的绝对平均误差

Top N	D 47	D 50	D 52	D 55
Top 5	0.172	0.170	0.125	0.258
Top 6	0.518	0.190	0.361	0.518
Top 7	0.345	0.243	0.452	0.518
Top 8	0.245	0.213	0.327	0.318
Top 9	0.364	0.347	0.525	0.578
Top 10	0.295	0.319	0.343	0.458

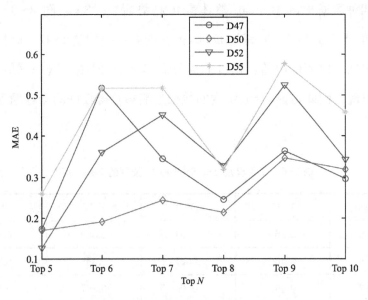

图 2-7　四种精度推荐的 MAE 变化曲线

可以看出,四种数据集合在整体变化趋势上没有统一规律,但从 Top 7～Top 10,不同数据集的 MAE 的变化规律保持相同趋势。其中,数据集 D 55 的绝对平均误差在各种类别推荐中都是最大的。数据集 D 52 全部低于 D 55。数据集 D 50 的绝对平均误差是最小的,可以从这个推荐结果的评价指标上看出在一定阈值内,数据精度愈高,推荐效果愈好。但是,精度超过某一阈值后(D 47),推荐效果反而下降。因此,在糖尿病微博网络中选取种子数时,当精度达到 90％时,推荐结果的绝对平均误差是最小的。

同样,通过 F-mean 值比较推荐结果的准确率和召回率。可以发现四种数据集的 F-mean 值在 Top 5～Top 10 范围内波动性较小,数值都低于 0.5。从四种数据矩阵的稀疏性(表 2-4)可以看到矩阵稀疏度分别为 23.17％、22.78％、23.88％和 24.22％,矩阵都是非常稀疏的,因此在计算相似度时影响了结果的准确性,造成 F-mean 值较低。

从四种数据集的 F-mean 整体变化趋势看（表 2-6、图 2-8），D55 的 F-mean值要高于 D 52，最高是 D 50，推荐结果最差的是 D 47。同样验证了推荐结果在一定阈值内随着精度的提升而提高的，但超过这一阈值，推荐结果大幅下降。因此，选择合适精度的数据集能够获得较好的推荐精度和推荐结果。

表 2-6　四种精度 Top 5～Top 10 推荐的 F-mean 值

F-mean	D 47	D 50	D 52	D 55
Top 5	0.365	0.381	0.368	0.373
Top 6	0.365	0.381	0.367	0.372
Top 7	0.366	0.38	0.367	0.372
Top 8	0.367	0.381	0.368	0.373
Top 9	0.366	0.38	0.368	0.373
Top 10	0.366	0.381	0.367	0.373

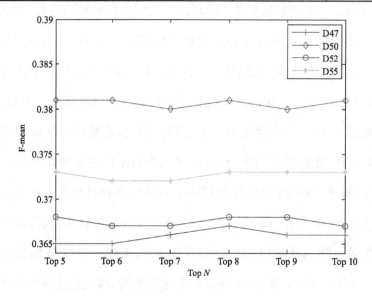

图 2-8　四种精度推荐的 F-mean 变化曲线

以上实验验证了用可变精度方法收集数据的科学性,其能够获得较好的推荐结果。在对糖尿病微博采集数据时,本节计算出用可变精度阈值为 0.9,从而得到种子数选取值为 50。然后,可以通过新浪 API 收集这 50 个种子的各种信息,如他们粉丝数、关注数,然后通过他们之间的关系采集到糖尿病微博社会网络链接关系。在建立关系网络和结点信息后,可以分析网络的基本特征和网络结构属性。另外,通过上述分析,也可以看到简单的应用传统推荐方法对新浪微博网络的推荐结果很差,需要更加精确方法才能获得更好结果。

2.5　电子医疗数据特征与数据收集

本章找到了合适的数据选择阈值,最终选择了 50 个种子。收集这些账户的关注者和粉丝的信息,可获得糖尿病微博网络结点信息和连接信息,从而建立了一个足够大的社会网络用来进行静态和动态结构分析。这 50 个种子从建立用户账号到 2012 年 4 月 30 日的用户数据如表 2-7 所示,运用 R 软件做的网络连接图如图 2-9 所示。

表 2-7　本书收集糖尿病微博信息

统计信息	关注数(人)	粉丝数(人)	微博数(篇)	平均粉丝数(人)
数值	27 872	444 358	48 594	8 887

2.5.1　糖尿病微博网络基本特征分析

为了从收集的糖尿病微博网络中提取拓扑属性,下面使用四种指标来衡

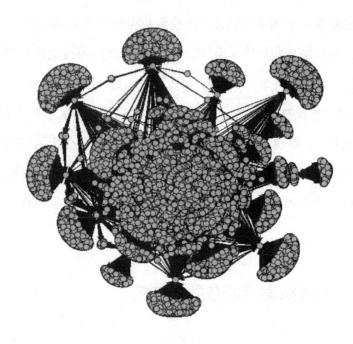

图 2-9　50 个微博糖尿病账号的网络结构

量最终的网络结构,即度、平均最短路径、中介度和聚类系数,并找到关键结点、关系和沟通连接。在本书中,使用 Pajek 网络分析软件计算这些指标。为了更加详细地展示网络结构属性,提供了 7 个网络分析指标,如表 2-8 所示。

表 2-8　糖尿病微博网络特征指数

指标	数值	指标	数值
结点数	69 547	直径	7
边数	88 537	点中介度	0.136 5
平均度	2.546 1	聚类系数	0.000 3
平均最短距离	3.926 2		

从抓取的微博数据库中抽取结点和连接的.net 文件,整个糖尿病微博网络中包含 69 547 个用户和 88 537 条连接关系。在 Pajek 中使用 Partitions (Net>Partitions>Degree>All)可以产生度的分布列表,它按照度的大小进行排序,给出度的分布数值,然而此表不方便展示。本节计算了整个网络的平均度,为 2.546 1,即在这个实际网络中,用户平均有 2.5 个连接关系。仔细观察度的分布列表可以发现,最大值是 5 193,最小值是 0。频数的最高值是 60 764,对应的度为 1,这意味着有很多用户和同一个用户相连接,被连接的用户是著名的医生或者医疗机构。

在 Pajek 中,Net>Paths between 2 vertices>All shortest/Diameter 这一命令即可获取平均最短路径和网络直径这两者数值。最短平均路径的长度是 3.926 2,所以,平均而言,用户通过 4 条连接即可连接其他的用户结点。两个结点间最短距离的最大值是 7,即整个网络的直径是 7。

一个结点被连接的次数越多,其在网络中的位置越具有中心性。中介中心性是体现网络中心性的指标。在本章的试验中,网络的中介中心值(其命令是 Net>Vector>Centrality>Betweenness)是 0.136 5,在整个网络中,中介点的比例相对于最大变量来说是较小的。

聚类系数是计算无向网络里所有点的自中心性密度,即网络的聚集程度。如果有向网络中不含环路和双向箭头,也可以用聚类系数计算子图的聚集强度和网络密度。收集的微博网络中,由于不含环路和双向箭头,因此,本章可以计算网络的聚类系数,其命令为 Net > Vector > Clustering Coefficients>CC1。即其聚类系数为 0.000 3,网络的密度非常低,网络中存在很大概率的构建用户的相互连接。

2.5.2 糖尿病微博网络无标度特性分析

为了研究收集网络有无标度特性,即是否存在优先连接机制,下面研究入度和出度是否存在幂律分布。通过 Pajek 软件对本书收集到的糖尿病微博网络的入度和出度分别统计,可以得出它们的分布列表。其中 0～10 的度的分布数的入度和出度如表 2-9 所示。

表 2-9　收集网络中入度和出度为 0～10 的分布表

度数	0	1	2	3	4	5	6	7	8	9	10
入度	64 707	4 209	355	113	53	24	17	11	4	1	2
出度	2 947	59 206	4 434	1 421	559	298	56	107	3	3	2

根据入度、出度统计表,本书可以画出它们的分布散点图,坐标采用对数形式,如图 2-10 所示。为了检验它们的分布是否符合幂律分布,对它们进行幂指数形式的拟合,从而得到对应的拟合函数。入度、出度分布图以及相应的拟合函数图也在图 2-10 给出。

如图 2-11 所示,在 Matlab 的命令行输入 cftool 可以直接调用该工具箱,选择文件对应的 X data 和 Y data,选择"Polynomial",点击 Fit 则可以得到多项式拟合结果。选择"Interpolant"对网络入度和出度进行幂指数函数拟合,Method 框选择"Cubic",点击 Fit 后,得到本书网络的入度和出度的拟合函数分别为:

$$\begin{cases} y_1 = 9.07 \times \exp(-0.78x_1) \\ y_2 = 12.89 \times \exp(-0.66x_2) \end{cases}$$

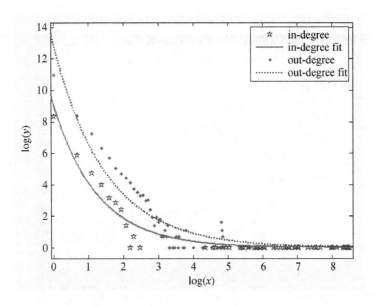

图 2-10　入度和出度分布图以及相应的拟合函数图

式中，y_1 是入度拟合函数因变量，y_2 是出度拟合函数因变量。

在双对数坐标下，网络幂律分布呈现斜率为负数的直线形式，这是判定给定数据是否满足幂律分布的依据。从图 2-10 中看，在双对数坐标轴下，收集网络的入度和出度分布不呈现这一特征。在双对数坐标下，它们的前半部分呈直线形式，但后半部分无规律可循。

入度和出度的拟合函数的拟合值为 -0.78 和 -0.66，与以往复杂网络的经验值(-2.5，-3.0)有很大差距。因此，本书收集的糖尿病微博网络不是严格符合无标度特性的，只能从分布图的前半部分找到一些符合特征。在运用函数拟合时，其参数与以往的大型网络的相比存在一定偏离，从而无法利用优先连接机制对此网络结点进行用户结点推荐。

从以上网络结构分析可以看出，简单的网络参数和无标度特性检验不能得到糖尿病微博网络特征。为了更加清楚地了解这一网络特征，更好地分析这一网络结构，需要其他更加复杂的工具和方法分析。

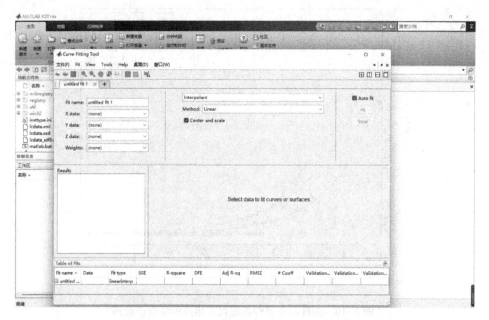

图 2-11　使用 Matlab 对数据进行幂指数拟合

2.6　本章小结

本章首先总结了社交媒体平台的四个主要特征,然后介绍了社交网络数据收集的两种方法:滚雪球和确定网络边界,在此基础上本章提出了一种基于可变精度的协同过滤方法,并在电影推荐中得到验证,然后将此方法用于微博数据的收集。对微博平台收集到的糖尿病数据分析其基本网络特性,然后利用仿真工具验证其网络分布的无标度特性,发现并不满足,需要更加复杂的网络分析工具寻找网络构造和特征。

参考文献

［ 1 ］Java A，Song X D，Finin T，et al. Why we twitter：Understanding microblogging usage and communities［C］//WebKDD/SNA-KDD'07：Proceedings of the 9th WebKDD and 1st SNA-KDD 2007 workshop on Web mining and social network analysis. 2007：56-65.

［ 2 ］Krishnamurthy B，Gill P，Arlitt M. A few chirps about twitter［C］//WOSN'08：Proceedings of the first workshop on Online social networks. 2008：19-24.

［ 3 ］Jansen B J，Zhang M M，Sobel K，et al. Micro-blogging as online word of mouth branding［C］//CHI'09 Extended Abstracts on Human Factors in Computing Systems. Boston MA USA. New York，NY，USA：ACM，2009.

［ 4 ］Lee Y G，Jung H S，Chung K S. Low power MAC design with variable precision support［J］. IEICE Transactions on Fundamentals of Electronics，Communications and Computer Sciences，2009，E92-A(7)：1623-1632.

［ 5 ］Lei Y W，Dou Y，Zhou J. FPGA-specific custom VLIW architecture for arbitrary precision floating-point arithmetic［J］. IEICE Transactions on Information and Systems，2011，E94-D(11)：2173-2183.

［ 6 ］Peng H，Wang C. A new method of neurofuzzy network based on variable precision rough［J］. Applied Mechanics and Materials，2010，40/41：443-447.

［ 7 ］Rafeh R，Bahrehmand A. An adaptive approach to dealing with unstable behaviour of users in collaborative filtering systems［J］. Journal of Information Science，2012，38(3)：205-221.

［ 8 ］Miller B N，Konstan J A，Riedl J. PocketLens［J］. ACM Transactions on Information Systems，2004，22(3)：437-476.

［ 9 ］Lee T Q，Park Y，Park Y T. A time-based approach to effective recommender systems using implicit feedback［J］. Expert Systems With Applications，2008，34（4）：3055-3062.

［10］Gao Q，Abel F，Houben G J，et al. A comparative study of users' microblogging behavior on sina weibo and twitter ［C］//User Modeling，Adaptation，and Personalization，2012.

［11］Yang W Y，Lu J M，Weng J P，et al. Prevalence of diabetes among men and women in China［J］. The New England Journal of Medicine，2010，362(12)：1090-1101.

第 3 章

数据挖掘及软件操作

3.1　数据挖掘、人工智能与模式识别

　　数据挖掘从本质上说是一种新的商业信息处理技术：①数据挖掘技术把人们对数据的应用，从低层次的联机查询操作，提高到决策支持、分析预测等更高级的应用上。②通过对数据的统计、分析、综合和推理，发现数据间的关联性、未来趋势以及一般性的概括知识等，这些知识性的信息可以用来指导高级商务活动。从决策、分析和预测等高级商业目的看，原始数据是未被开采的矿山，需要挖掘和提炼才能获得对商业目的有用的规律性知识。从商业角度看，数据挖掘就是按企业的既定业务目标，对大量的企业数据进行深层次分析，以揭示隐藏的、未知的规律性并将其模型化，从而支持商业决策活动。如图 3-1 所示，数据挖掘是从数据出发，在目标数据集中做一定的预处理和数据转化，得到的结果使用数据挖掘算法的数据集合，从中找到一些规律和模式，并形成可以解释和评价的知识的过程。

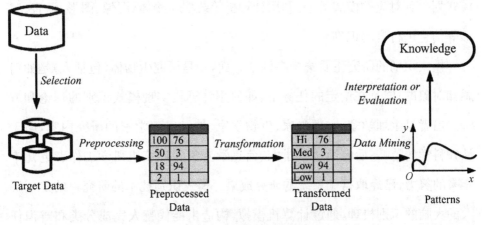

图 3-1　数据挖掘的流程

人工智能是研究如何使机器具有人脑功能的理论和方法，是利用计算机技术模拟和扩展人的智能的科学。模式识别从本质上讲就是根据对象的特征进行类别的判断。

随着 20 世纪 40 年代计算机的出现以及 50 年代人工智能的兴起，人们开始希望能用计算机来代替或扩展人类的部分脑力劳动。计算机中的模式识别在 20 世纪 60 年代初迅速发展并成为一门新学科。广义地说，存在于时间和空间中可观察的事物，如果可以区别它们是否相同或相似，都可以称之为模式；狭义地说，模式是通过对具体的个别事物进行观测所得到的具有时间和空间分布的信息，把模式所属的类别或同一类模式的总体称为模式类（简称为类)[1]。

模式识别（Pattern Recognition）是指对表征事物或现象的各种形式的（数值的、文字的和逻辑关系的）信息进行处理和分析，以对事物或现象进行描述、辨认、分类和解释的过程，是信息科学和人工智能的重要组成部分[2]。模式识别分为有监督的分类（Supervised Classification）和无监督的分类（Unsupervised Classification）两种。它在一定量度或观测基础上把待识别模式划分到对应的模式类中，利用计算机等装置对物体、图像、图形、语音、字形等信息进行自动识别。

模式识别的研究主要集中在两个方面，一是研究生物体（包括人）是如何感知对象的；二是在给定的任务下，如何用计算机实现模式识别的理论和方法。前者是生理学家、心理学家、生物学家、神经生理学家的研究内容，属于认知科学的范畴；后者通过数学家、信息学专家和计算机科学工作者近几十年来的努力，已经取得了系统的研究成果。模式识别技术的研究目的是了解人的大脑的识别机理，通过计算机模拟，构造出能代替人完成分类和辨识任务，进而自动处理信息的机器系统。模式识别技术在社会生活和科学研究的许多方面有着巨大的现实意义,已经在许多领域得到了广泛应用。随着计算机技术和人工智能、思维科学研究的迅速发展,模式识别技术正在向更高、更深的层次迈进。

模式识别与统计学、心理学、语言学、计算机科学、生物学、控制论等都有关系,它与人工智能、图像处理的研究有交叉。例如自适应或自组织的模式识别系统包含了人工智能的学习机制;人工智能研究的景物理解、自然语言理解包含了模式识别问题;又如模式识别中的预处理和特征抽取环节应用了图像处理的技术,图像处理中的图像分析应用了模式识别的技术。

基于统计方法的模式识别系统由四个部分组成:数据采样与预处理、特征提取与选择、样本选择、模式识别分类器。

(1) 数据采样与预处理

收集数据是用计算机可以运算的符号来表示所研究的对象,可以是一维波形、二维图像,通常是物理参量和逻辑值。对于获取的数据,要进行预处理,对因各种因素造成的退化进行复原、去噪声等,保证数据的有效性。

(2) 特征提取与选择

特征提取与选择的本质可以理解为维数约简。特征提取是在保持原特征空间内结构不变的条件下,通过对原空间进行某种形式的变换,寻找新空间的过程。它的一个显著特点是经过特征提取获得的新空间与原空间完全不同。特征选择是在原特征空间中,基于某种优化准则选择特征子集的过程,该过程不产生任何新的特征。考察一个特征是否必要,要看它在分类预测算法中能够起到什么样的作用。因此,特征的选择通常是与具体的分类预测算法相联系的。

(3) 样本选择

样本选择是从已有训练样本集中,按照某种选择策略筛选样本子集的过程。它是节约存储资源,加快系统处理速度,提高分类预测性能的方法。样本选择和特征提取与选择是相互独立的两个过程。然而,好的特征提取与选择结果会有助于进行高效的样本选择,样本子集选取的有效性反过来又会加强特征提取与选择的有效性。

（4）模式识别分类器

模式识别系统中,分类决策的作用是建立决策规则,实现被测试对象的判别分类。其基本做法是在训练样本集的基础上确定某个判决规则,使得按照这种判决规则对被测试对象进行分类造成的错误识别率最小或引起的损失最小。

简单描述,模式识别就是一种从大量已知实验样本中总结规律、预报未知的有效手段。其包括三个过程：抽取特征,输入模式（样本）,为数据生成过程。用一定数学方法对数据处理,称为模式分析;根据所选择的特征对样本进行分析,称为模式分类。最后,利用分类结果预报未知。

3.2 分类方法

分类方法是一种有监督学习方法,学习样本分为训练集和测试集,数据集中前面的列是属性集合,最后一列为类标签。通过不同算法对训练集合进行分类,通过测试集验证该算法的正确率。常用的有最近邻算法（K-Nearest Neighbor）、决策树、支持向量机、随机森林和梯度提升决策树等方法。

（1）K-近邻

K-近邻（K-Nearest Neighbor, KNN）是一种通过测量不同特征值间的距离或相似度来对数据进行分类的算法[3],它的原理是如果一个样本在特

征空间的 K 个最近邻的样本中的大多数属于某类别,则该样本也属于该类别。

当 K 取值不同时,分类结果可能显著不同。如图 3-2 所示,图中的正方形和三角形是标记为两种不同类别的数据,而圆形是待分类的数据。如果选 $K=3$,那么离圆点最近的 K 个点中有 2 个三角形和 1 个正方形,这 3 个点中三角形的比例占 2/3,所以这个待分类点属于三角形类别。如果选 $K=5$,那么离圆点最近的 K 个点中有 2 个三角形和 3 个正方形,这 5 个点中正方形的比例占 3/5,所以这个待分类点属于正方形类别。

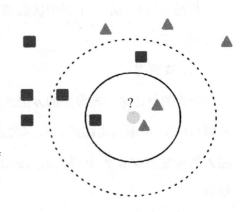

图 3-2　K-近邻分类器示意图

K 的大小对数据的分类至关重要,K 值过小,模型会更复杂,容易过拟合;K 值过大,模型会变得太简单,容易欠拟合。对于 K 值的确定,我们一般采用交叉验证误差统计选择法。该方法是将一部分数据作为训练样本,其余作为测试样本,用训练数据训练一个模型,然后利用测试数据测试其误差率,比较不同 K 值时的交叉验证平均误差率,选择误差率最小的那个 K 值。

KNN 算法的流程如下:

输入:训练样本集 n;样本集中每个数据 $x_i(x_i \in N)$ 对应的类别标签 y_j;新数据 x_{new};$K(K \geqslant 1)$

输出:新数据 x_{new} 对应的标签

对所有未知类别的新数据依次执行以下操作:

步骤 1:计算已知类别数据集中的点与当前点之间的距离。

步骤 2：将距离按递增排序。

步骤 3：选取与当前点最近的 K 个点。

步骤 4：确定前 K 个点所处类别出现的次数或频率。

步骤 5：返回前 K 个点中次数或频率出现最高的类别作为当前点的预测类别。

（2）决策树

决策树算法是一种典型的分类算法，它根据损失函数最小化的原则建立决策树模型，决策树由结点和有向边组成[4]。在使用模型进行预测时，根据输入的参数依次在各个判断结点游走进行判断，最后到叶子结点即为预测结果。

决策树的构造过程一般分为 3 步，分别是特征选择、决策树生成和决策树裁剪。其中，特征选择是区分不同决策树方法的主要因素。决策树算法最著名的三个代表算法 ID3、C4.5 和 CART 就有不同的特征选择方法，ID3 通过信息增益选择特征，C4.5 通过信息增益比选择特征，CART 通过 Gini 指数选择特征。使用某特征对数据集划分之后，各数据子集的纯度要比划分前的数据集纯度高。决策树分类示意图如图 3-3 所示。

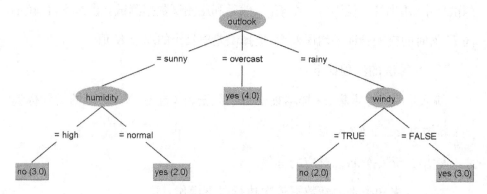

图 3-3　决策树分类示意图

可见信息增益是决策树算法中的重要概念，我们常用熵来衡量信息增益的大小。熵是对随机变量不确定性的度量。假设 X 是一个取有限个值的离散随机变量，其概率分布为：

$$P(X = x_i) = p_i \tag{3-1}$$

则随机变量 x 的熵定义为：

$$H(x) = -\sum_{i=1}^{n} p_i * \log_2 p_i = \sum_{i=1}^{n} p_i * (-\log_2 p_i) \tag{3-2}$$

对应到具体的样本数据集中，p_i 可由样本中每个类别的经验概率代替：

$$H(D) = -\sum_{k=1}^{K} \frac{|C_k|}{|D|} * \log_2 \frac{|C_k|}{|D|} \tag{3-3}$$

式中，$|D|$ 表示样本数据集 D 的样本个数，K 为分类个数，$|C_k|$ 为对应分类的样本个数。

特征 A 对训练数据集 D 的信息增益 $g(D, A)$ 定义为集合 D 的经验熵 $H(D)$ 与给定条件(特征 A)下 D 的经验条件熵 $H(D \mid A)$ 之差，公式如式 (3-4)：

$$g(D, A) = H(D) - H(D \mid A) \tag{3-4}$$

$$
\begin{aligned}
H(D \mid A) &= \sum_{i=1}^{n} \frac{|D_i|}{|D|} H(D_i) \\
&= \sum_{i=1}^{n} \frac{|D_i|}{|D|} * \left(-\sum_{i=1}^{n} \frac{|D_{ik}|}{|D_i|} \log_2 \frac{|D_{ik}|}{|D_i|} \right) \\
&= -\sum_{i=1}^{n} \frac{|D_i|}{|D|} \sum_{i=1}^{n} \frac{|D_{ik}|}{|D_i|} \log_2 \frac{|D_{ik}|}{|D_i|}
\end{aligned} \tag{3-5}
$$

下面以 ID3 算法为例,决策树算法的实现过程如下:

假设 D 为训练数据集,A 为特征变量的集合。

步骤 1:判断是否满足停止生长树的条件,如果满足,则算法终止。

步骤 2:计算特征集合 A 中各个变量的信息增益,选择信息增益最大的特征 A_g 作为分枝的结点。

步骤 3:对 A_g 的每一个取值 a_i,根据 $A_g = a_i$ 原则将样本数据 D 分割为多个子集 D_i。

步骤 4:以步骤 3 产生的子集 D_i 为训练集,以 $A - \{A_g\}$ 为特征变量集,重复递归步骤(1)~(3),直到满足停止条件。

(3) 支持向量机

支持向量机(Support Vector Machines,SVM)是一种二分类模型,它的基本模型是定义在特征空间上的间隔最大的线性分类器,间隔最大使它有别于感知机。SVM 还包括核技巧,这使它成为实质上的非线性分类器。SVM 的学习策略就是间隔最大化,可形式化为一个求解凸二次规划的问题,也等价于正则化的合页损失函数的最小化问题[5]。

最开始的时候 SVM 用于解决二分类问题,其基本原理是将低维空间的输入变量通过非线性关系映射到高维的特征空间,并在特征空间中找到一个最优的分割超平面,使支持向量到分割超平面的距离最大。支持向量是指距离超平面最近的一些点(图 3-4)。其推导如下:

假设有训练数据:

$$(x_1, y_1), (x_2, y_2), \cdots, (x_n, y_n), x \in \mathbb{R}^n, y \in \{-1, +1\}$$

$$(3-6)$$

则超平面为:

$$w * x + b = 0 \tag{3-7}$$

那么支持向量到超平面的距离为：

$$d = \frac{\mid w^{\mathrm{T}}x + b \mid}{\parallel w \parallel}$$

(3-8)

对于支持向量来说，又有：

$$y(w^{\mathrm{T}}x + b) = \mid w^{\mathrm{T}}x + b \mid = 1$$

(3-9)

则可把分割距离最大转化为求解如下的最优化问题：

$$\varphi(w) = \frac{1}{2} \parallel w \parallel^2$$

$$\text{s.t.} \quad 1 - y_i \big[(w * x_i + b) \big] \leqslant 0, \ i = 1, \cdots, n$$

(3-10)

引入拉格朗日乘子 α_i 将其转化为对偶问题：

$$\max \left[\sum_{j=1}^{n} \alpha_i - \frac{1}{2} \sum_{i=1}^{n} \sum_{j=1}^{n} \alpha_i \alpha_j y_i y_j (x_i * x_j) \right]$$

$$\text{s.t} \sum_{i=1}^{n} \alpha_i y_i = 0, \ \alpha_i \geqslant 0$$

(3-11)

求解上述二次规划问题可得到 w 和 b 的值，最终的决策函数为：

$$f(x) = \text{sign}(w^{\mathrm{T}}x + b)$$

(3-12)

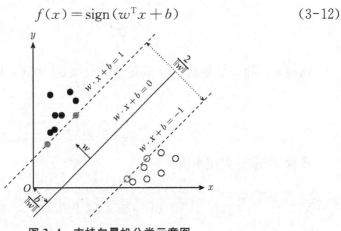

图 3-4　支持向量机分类示意图

最终将新样本点导入到决策函数中即可得到样本的分类。

综合以上讨论，我们可以得到线性支持向量机的学习算法如下：

输入：训练数据集 $T = \{(x_1, y_1), (x_1, y_1), \cdots, (x_N, y_N)\}$，其中 $x_i \in \mathbf{R}^n$，$y_i \in \{+1, -1\}$，$i = 1, 2, \cdots, N$。

输出：分离超平面和分类决策函数。

步骤 1：选择惩罚参数 $C > 0$，构造并求解凸二次规划问题：

$$\min_{\alpha} \frac{1}{2} \sum_{i=1}^{N} \sum_{j=1}^{N} \alpha_i \alpha_j y_i y_j (x_i \cdot x_j) - \sum_{i=1}^{N} \alpha_i$$

$$\text{s.t.} \quad \sum_{i=1}^{N} \alpha_i y_i = 0$$

$$0 \leqslant \alpha_i \leqslant C, \ i = 1, 2, \cdots, N \tag{3-13}$$

得到最优解：

$$\boldsymbol{\alpha}^* = (\alpha_1^*, \alpha_2^*, \cdots, \alpha_N^*)^{\mathrm{T}} \tag{3-14}$$

步骤 2：计算 w^*：

$$w^* = \sum_{i=1}^{N} \alpha_i^* y_i x_i, \tag{3-15}$$

选择 $\boldsymbol{\alpha}^*$ 的一个分量 α_j^*，满足条件 $0 < \alpha_j^* < C$，计算：

$$b^* = y_j - \sum_{i=1}^{N} \alpha_i^* y_i (x_i \cdot x_j) \tag{3-16}$$

步骤 3：求分离超平面：

$$w^* \cdot x + b^* = 0 \tag{3-17}$$

求分类决策函数：

$$f(x) = \text{sign}(w^* \cdot x + b^*) \tag{3-18}$$

SVM 在二分类基础和线性上均可以进行推广。支持多类分类问题的算法称为多类支持向量机(multi-class SVM),其又可以分为两类:成对分类方法(one-against-one)和一类对余类(one-against-the-rest)。而对于输入空间中的非线性分类问题,可以通过非线性变换将它转化为某个维特征空间中的线性分类问题,在高维特征空间中学习线性支持向量机。

(4)随机森林

随机森林(Random Forest, RF)是一群决策树基于 Bagging 集成学习搭建起来的,并进一步在决策树的训练过程中引入了随机属性的选择[6]。Bagging 是一种并行式集成学习方法的著名代表,主要思想是每个基学习器基于不同子训练集进行训练,综合所有基学习器的预测值得到最终的预测结果[7]。Bagging 常用的综合方法是投票法,票数最多的类别为预测类别,Bagging 算法过程如图 3-5 所示。

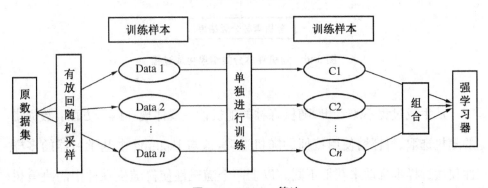

图 3-5　Bagging 算法

在 Bagging 基础上,RF 模型的生成步骤如下。

假设有原始样本集 N,每个样本包含 K 个特征。

步骤 1:每棵决策树采取有放回抽样的方法从中选取 $n(n \leqslant N)$ 个子

样本。

步骤 2：对 n 个样本随机选取 $a(a \leqslant K)$ 个特征，用建立决策树的方法获得最佳分割点。

步骤 3：重复 m 次，获得 m 个决策树。

步骤 4：对输入样例进行预测时，每个子树都产生一个结果，采用多数投票机制输出结果(图 3-6)。

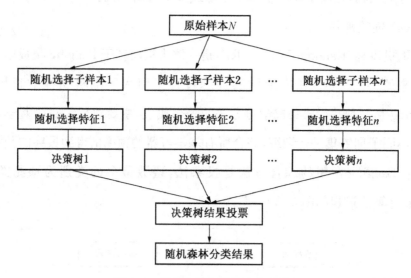

图 3-6　随机森林分类结果生成过程

从生成过程不难看出，随机森林的随机性主要体现在两个方面：数据集的随机选取、每棵树使用特征的随机选取，这与 Bagging 中基学习器的多样性仅通过样本扰动来获得不同。以上两个随机性使得随机森林中的决策树能够彼此都不同，从而提升了系统的多样性，提升了分类性能。这个简单、容易实现、计算开销小的算法在很多现实任务中表现出了强大的性能。

(5) 梯度提升决策树

梯度提升决策树(Gradient Boosting Decision Tree，GBDT)是一种基于

Boosting 的集成学习算法,也是由多棵决策树组成[8]。Boosting 方法是指训练基分类器时采用串行的方式,各个基分类器之间有依赖。基本思路是将基分类器层层叠加,每一层在训练的时候,对前一层基分类器分错的样本给予更高的权重。测试时,将各层分类器的结果加权得到最终结果。与前面提到的 Bagging 的并行训练方式不同,Bagging 方法在训练过程中,各基分类器之间无强依赖,可以进行并行训练;而 Boosting 算法是需要对上一次训练结果误差率高的进行增强。Boosting 算法过程如图 3-7 所示。

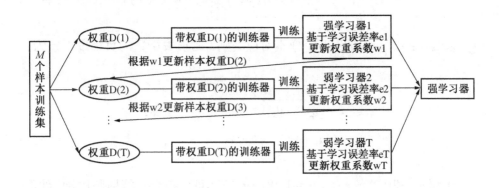

图 3-7 Boosting 算法

GBDT 的原理就是所有弱分类器的结果相加等于预测值,然后用下一个弱分类器去拟合误差函数对预测值的残差。其中弱分类器的表现形式就是各棵树。在多分类问题中,GBDT 模型的弱学习器只能使用回归树模型,生成过程如下:

步骤 1:假设输出有 K 个类别,在迭代过程中前一轮迭代得到的强学习器是 $f_{t-1}(x)$,对数似然损失函数是:

$$L(y, f_{t-1}(x)) = -\sum_{k=1}^{K} y_k \log p_k(x) \tag{3-19}$$

式中,如果样本输出类别为 K,则 $y_k = 1$,第 k 类的概率 $p_k(x)$ 的表达式为：

$$p_k(x) = \frac{e^{f_k(x)}}{\sum\limits_{l=1}^{K} f_l(x)} \tag{3-20}$$

步骤 2：找到一个使用回归树模型的弱学习器 $h_t(x)$，让本轮的损失函数最小。

$$L(y, f_{t-1}(x)) = L(y, f_{t-1}(x) + h_t(x)) \tag{3-21}$$

步骤 3：第 T 轮的第 i 个样本对应类别 l 的损失函数的负梯度误差为：

$$r_{til} = -\left[\frac{\partial L(y_i, f(x_i))}{\partial f(x_i)}\right]_{f_k(x) = f_{l,t-1}(x)}$$
$$= y_{il} - p_{l,t-1}(x_i) \tag{3-22}$$

步骤 4：利用 $(x_i, r_{ti})(i=1, 2, \cdots, N)$ 可以拟合一棵回归树，得到第 t 棵回归树，其对应的叶结点区域 $R_{tjl}(j=1, 2, \cdots, J)$，$J$ 为叶子结点的个数。对于每一个叶子结点里的样本，求出使损失函数最小，也就是拟合叶子结点最好的输出值 c_{tjl}：

$$c_{tjl} = \frac{K-1}{K} \frac{\sum\limits_{x_i \in R_{tjl}} r_{til}}{\sum\limits_{x_i \in R_{tjl}} |r_{til}|(1-|r_{til}|)} \tag{3-23}$$

步骤 5：计算第 t 轮类别 l 的决策树拟合函数：

$$h_t(x) = \sum_{j=1}^{J} c_{tjl} I \quad (X \in R_{tjl}) \tag{3-24}$$

步骤 6：第 t 轮类别 l 的强学习器为：

$$f_t(x) = f_{t-1}(x) + \sum_{j=1}^{J} c_{tjl} I \quad (X \in R_{tjl}) \tag{3-25}$$

重复迭代上面的步骤,在结束迭代时即生成最终的分类 K 的 GBDT 模型。

3.3　聚类方法

学术界针对聚类方法的研究已有很长历史,聚类是数据挖掘、模式识别等研究方向的重要内容之一,对于研究数据内部结构具有重要作用。聚类方法主要应用于语音识别、文字识别等领域,此外,近些年发展起来的深度学习将聚类进一步用于图像处理、机器视觉等研究范畴[9]。学习聚类方法对于进行数据挖掘工作时无法获得数据标签十分有益。本书主要介绍K-means、层次聚类和孤立森林三种主流聚类方法。

（1）K-means

K-means算法最初于 1955 年被 Steinhaus 提出,随后 Loyd、Ball 和 Hall、Mc Queen 分别于 1957 年、1965 年和 1967 年在各自不同的研究领域独立提出该算法[10]。K-means 算法是一个基于距离的算法,虽然继所以之后又出现很多聚类算法,但因为 K-means 算法简单、迅速,处理大数据集也具有可伸缩性和高效性,所以仍被广泛使用于检测异常数据。该算法在开始运行之前,首先要确定好最佳聚类数 k,并按最近距离原则将所有样本点聚集到最近的簇中,算法的完整过程如下:

输入:样本集 $D = \{x_1, x_{21}, \cdots, x_m\}$,最佳聚类数 k,最大迭代次数 N。

输出:k 簇 $C = \{C_1, C_2, \cdots, C_k\}$。

步骤 1:从数据集中随机选择 k 个质心向量 $\{\mu_1, \mu_2, \cdots, \mu_k\}$。

步骤 2：

将聚类数 C 初始化为 $C_t = \varnothing\ (t = 1, 2, \cdots, k)$

计算 $x_i\ (i = 1, 2, \cdots, m)$ 到各个质心 $\mu_j\ (j = 1, 2, \cdots, k)$ 的距离 $d_{ij} = \sqrt{(x_i - \mu_j)^2}$，将 x_i 列入对应的最小 d_{ij} 的 j 簇中，并更新 $C_j = C_j \bigcup (x_i)$。

a. 对 $C_j\ (j = 1, 2, \cdots, k)$ 中所有的样本点重新计算质心 $\mu_j = \dfrac{1}{|C_j|} \sum\limits_{x \in C_j} x$。

b. 如果 k 个簇的质心向量都不再变化,转到步骤 3。

步骤 3：输出 $C = \{C_1, C_2, \cdots, C_k\}$。

（2）层次聚类

层次聚类的方法是计算结点之间的相似性,按相似度由高到低排序,并逐步重新连接每个结点,从而将数据对象逐层聚类[10]。该方法分为两类,即自底向上的聚合层次聚类和自顶向下的分解层次聚类。

初期的层次聚类方法有 Kaufman 和 Rousseeuw[11] 提出的 AGNES（AGglomerative NESting, 凝聚的嵌套）聚类算法和 DIANA（Divisive Analysis, 分裂的分解）聚类算法。之后, Guha 等提出的 CURE（Clustering Using Representative）算法[12] 和 ROCK（Robust Clustering Using Links）算法[13] 也是应用非常广泛的层次聚类算法。

（3）孤立森林

孤立森林（Isolation Forest, IF）是一种集成聚类算法,采用二叉树对数据进行切分,样本点在二叉树中所处的深度反映了该样本点的"疏离"程度[14]。可见那些密度很高的簇要被切很多次才会被停止切割,所以路径较长,反之,那些分布稀疏的点,路径相对较短。IF 具有线性时间复杂度和高

精准度,可以提高模型的强壮性[15-16]。整个算法的构成可以分为两步:

步骤 1 训练:假设 $D=\{x_1, x_2, \cdots, x_R\}$ 代表样本集,每个样本有 Q 个特征,共构建了 t 棵二叉树(Isolation Tree, iTree),每棵 iTree 由随机选择的 $n(\{x_1, x_2, \cdots, x_n\} \subset D)$ 个样本组成。对于 iTree 来说,随机选择一个特征 q 作为起始结点,并在该特征的最大值和最小值之间随机选择一个阈值 v,将样本中小于 v 的数据划到左分支,大于等于 v 的数据划到右分支。然后,在左右两个分支上重复上述步骤,直到满足终止条件停止。

步骤 2 预测:计算样本 x_i 的异常分值时,先选着一棵 iTree,从根结点开始按不同特征的取值从上往下,直到到达某叶子结点,它在每棵 iTree 中的路径深度 $h(x)$ 可以用公式(3-26)计算:

$$h(x) = e + C(n) \tag{3-26}$$

式中,e 表示数据 x 从根结点到叶结点经过的边的数目;$C(n)$ 表示一棵用 n 个样本构建的二叉树的平均路径长度,计算公式为:

$$C(n) = 2H(n-1) - \frac{2(n-1)}{n} \tag{3-27}$$

式中,$H(n-1)$ 可以用 $\ln(n-1) + 0.5772156649$ 估算。数据 x 最终的异常的分计算公式为:

$$\text{Score}(x) = 2^{-\frac{E(h(x))}{C(n)}} \tag{3-28}$$

式中,$E(h(x))$ 表示数据 x 在多棵 iTree 的路径长度的均值。

3.4　Weka 软件使用

Weka 的全名是怀卡托智能分析环境（Waikato Environment for Knowledge Analysis），同时 Weka 还是新西兰岛屿上的一种鸟。Weka 作为一个开源软件，集合了大量能执行数据挖掘任务的机器学习算法，包含对数据进行预处理、分类、回归、聚类、关联规则和可视化。

3.4.1　下载与安装

Weka 的下载地址为https://waikato.github.io/weka-wiki/downloading_weka/。Weka 3.8.0 是目前最新的稳定版本。下载适合自己操作系统（Windows、Mac OS或 Linux）的文件，如 Windows 系统下载 weka-3－8－6-azul-zulu-windows.exe，点击文件安装，则可以直接运行该软件。

Weka 软件界面中有五个应用：（1）Explorer 是用来进行数据实验、挖掘的环境，它提供了分类、聚类、关联规则、特征选择、数据可视化的功能。（2）Experimenter是用来进行实验，对不同机器学习方法进行数据测试的环境。（3）KnowledgeFlow 的功能和 Explorer 差不多，不过提供的接口不同，用户可以使用拖拽的方式去建立实验方案，按照一定顺序将代表数据源、预处理工具、学习算法、评估手段和可视化模块的各组件组合在一起，形成数据流。它还支持增量学习，可使用增量（分批）方式的算法来处理大型数据集。（4）Workbench。从 Weka 3.8.0 开始，提供了一个名为 Workbench 的新用户界面。Workbench 提供了一个多合一的应用程序，包含了其他四个应用的 Weka GUI。（5）Simple CLI，即简单命令行，这个界面是为不提供自己的命令行界面的操作系统服务的。通过该简单命令行界面用户和用户进行交互，可以直接执行 Weka 命令。下面我们将在 Explorer 中展示部分分类和聚类算法功能。Weka 软件主界面如图 3-8 所示。

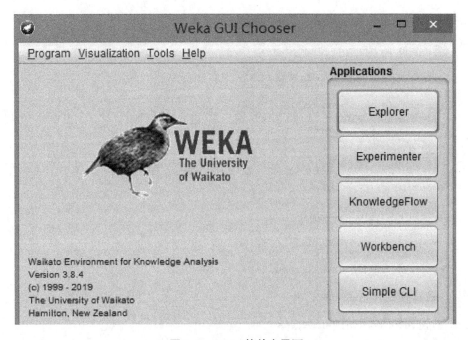

图 3-8　Weka 软件主界面

3.4.2　数据导入

Weka 平台支持的是"ARFF"和"CSV"后缀的文件。Weka 安装包 data 文件自带数据，如表 3-1 是关于天气的数据，共有 14 个样本，每个样本包含 5 个特征。进入 Explorer，点击"Open file"，在 data 里找到关于天气的数据"weather. nominal. arff"，点击导入。Weka 的文件默认格式是 ARFF（Attribute-Relation File Format），以天气数据为例，其输入样式如下：

```
@relation weather.symbolic
```

%文件名称

```
@attribute outlook {sunny, overcast, rainy}

@attribute temperature {hot, mild, cool}

@attribute humidity {high, normal}

@attribute windy {TRUE, FALSE}

@attribute play {yes, no}
```

% 文件属性及数据类型

```
@data
sunny,hot,high,FALSE,no

sunny,hot,high,TRUE,no

overcast,hot,high,FALSE,yes

rainy,mild,high,FALSE,yes

rainy,cool,normal,FALSE,yes

rainy,cool,normal,TRUE,no

overcast,cool,normal,TRUE,yes

sunny,mild,high,FALSE,no

sunny,cool,normal,FALSE,yes

rainy,mild,normal,FALSE,yes

sunny,mild,normal,TRUE,yes

overcast,mild,high,TRUE,yes

overcast,hot,normal,FALSE,yes

rainy,mild,high,TRUE,no
```

% 数据内容

首先给出文件名，然后是属性名（attribute）和属性数据类型，最后是数据（data）。可以看出这样的格式和一般的 Excel 格式是不一样的。当然，如果我们收集的数据是其他格式的，也可以通过一定的转化步骤转换成 ARFF 格式。图 3-9 这个界面就是 Weka 自带的天气数据，可以看出有14 个样本，也就是数据集中对应的 14 天的天气。每个样本对应五个属性：阴晴属性、温度属性、湿度属性、刮风属性和游乐属性。选择一个属性，如阴晴，就可以看到相应数值：晴朗、多云和有雨。在数据集中为：晴天 5 天，多云4 天，雨天 5 天。

表 3-1　天气数据

No.	Outlook	Temp	Humidity	Windy	Play
1	Sunny	hot	High	false	No
2	Sunny	Hot	High	true	No
3	Overcast	hot	High	False	Yes
4	Rainy	mild	high	False	Yes
5	Rainy	cool	normal	false	Yes
6	Rainy	cool	normal	True	No
7	Overcast	cool	normal	true	Yes
8	Sunny	mild	High	False	no
9	Sunny	cool	normal	False	Yes
10	Rainy	Mild	normal	false	Yes
11	Sunny	Mild	normal	True	Yes
12	Overcast	mild	High	true	Yes
13	Overcast	hot	normal	false	Yes
14	Rainy	mild	High	true	no

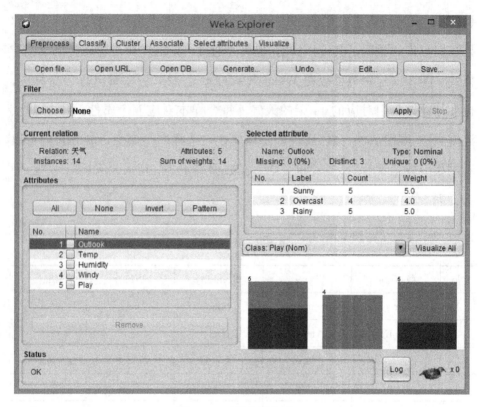

图 3-9　天气数据集导入

游乐属性只有 yes 和 no 两个数值,如图 3-10 所示,左侧柱状图代表 no,右侧代表 yes。如果点击其他属性,如阴晴,就可以看到当数值是晴朗时,3 天不适宜玩游乐,2 天适合游乐;当数值为多云时,4 天全适合游乐,没有不适合的情况。这就是属性值柱状图,我们可以根据属性值做预测。

点击"Edit"模块,就会看到导入的数据表,如图 3-11,这也是一种数据读取方式,可以在这里更改数据,然后点击"Save"保存。Weka 将数据文件默认保存为"ARFF"后缀格式。

对于 Excel 格式的数据,需要通过以下几个步骤的转化才能保存成

Weka 默认的文件格式：首先，将 Excel 数据保存成 CSV 格式，点击 Weka—Preprocess—Open file 打开数据后，另存为 ARFF 格式，然后用记事本打开该文件，修改最后一列的标签，例如有类标签 0 或 1 的数据集的最后一列"@attribute 19 numeric"修改为："@attribute 19 {0,1}"。注意，大括号和里面的逗号必须是英文格式，否则重新打开时数据会出错。

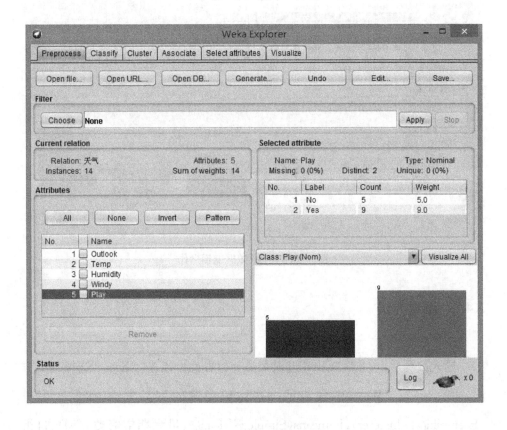

图 3-10　天气数据决策变量

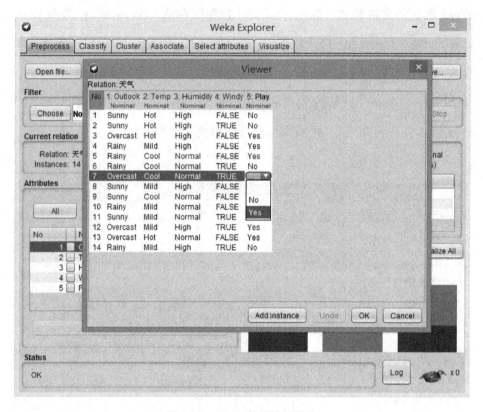

图 3-11　Weka 数据编辑操作

3.4.3　聚类方法

　　导入数据后,点击"Cluster"进入聚类分析界面。点击"Choose"选择聚类方法,如图 3-12。Weka 中预装了一些比较经典的聚类方法,如层次聚类(Hierarchical clusterer)、K-means(Simple KMeans)、最大期望聚类(EM)、自组织(Self Organizing Map)等。不同的聚类算法根据其计算原理和过程,运行时间有很大差别,当然每种方法要根据要求调试参数、运行模型、进行分析,如图 3-13。Canopy 算法是一种基于 K-means 方法的优化聚类算法,里面的参数可以调整两个距离阈值:T_1 和 T_2,其中 $T_1 > T_2$,使得聚类结果较优。

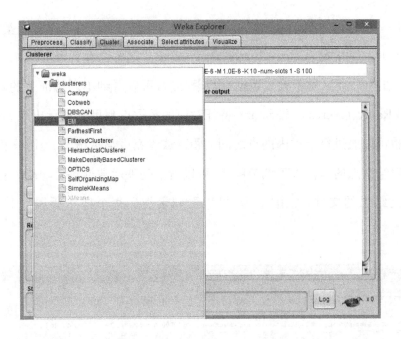

图 3-12 Weka 中的聚类方法选择

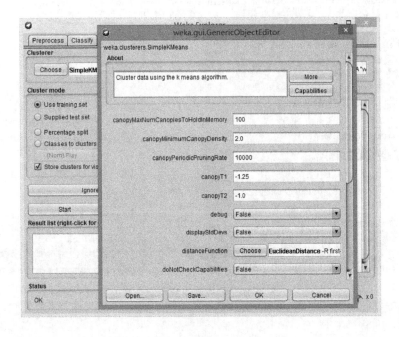

图 3-13 聚类方法参数调整

每一次运行的结果可进行可视化展示。点击"Save"可以保存聚类结果，如图3-14。右击"Visualize cluster assignments"则可以看到聚类结果的数据分布，如图3-15。对于天气数据进行聚类后，可以看到不同特征下的聚类数据，即 Rainy、Overcast 和 Sunny 特征对应的数据点都可以展示出来，其聚类效果也可以通过每个类内的点之间的距离或者密度显示出来。Jitter 横线框可以对绘制点的坐标人工调节噪声，可以看作是展示数据抖动功能。打开保存聚类结果的文件，点击"Edit"可以看到聚类后每个样本所属的类别，如图3-16。

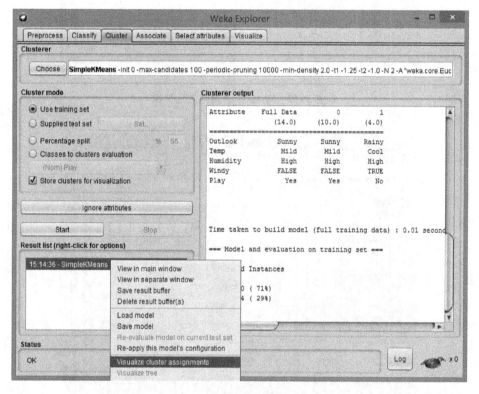

图 3-14　聚类结果显示及查看

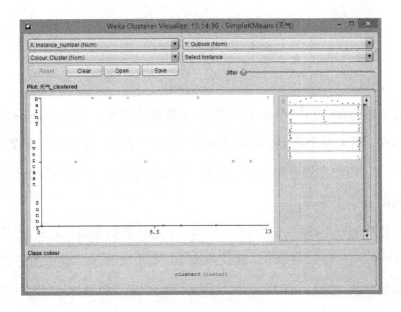

图 3-15　聚类结果中的数据分布

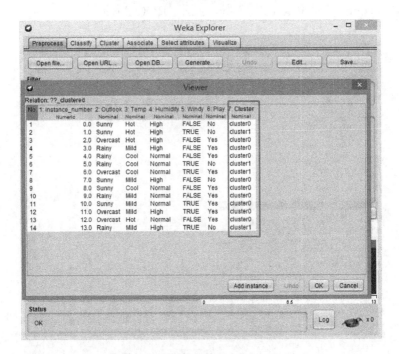

图 3-16　聚类结果的类别显示

3.4.4 分类方法

导入数据后，点击"Classify"，进入分类算法界面。点击"Choose"选择分类方法：贝叶斯分类器、函数分类器、元分类器、各种决策树分类器等，如图3-17。用户在做分类算法比较时，可以通过运行不同类型的分类器得到不同的分类正确率。

选择某个分类器后，在"Test options"里选择数据集训练方式，点选十叉运算(Cross-validation Folds)，默认值为10，点击"Choose"框里的分类方法可以调整参数，如图3-18所示，然后点击"Start"运行模型，得到分类结果，如图3-19所示。运行J48分类方法后，可以得到分类正确率的各种指标，如正确率Precision、召回率Recall、F-measure、ROC Area。

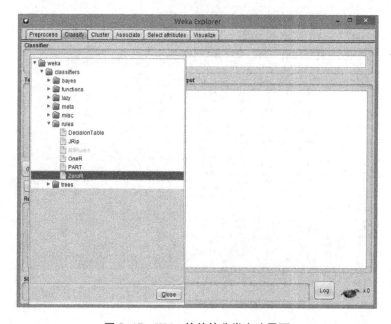

图 3-17　Weka 软件的分类方法界面

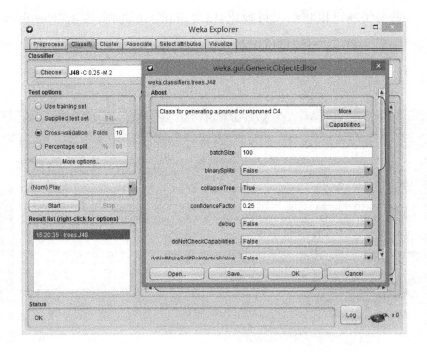

图 3-18　分类器中的训练方式和参数选择

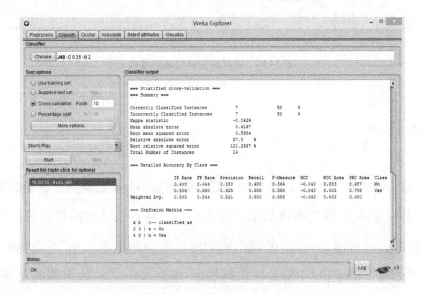

图 3-19　J48 分类器的分类结果显示

一些分类器可以将结果可视化,以决策树 J48 为例,右击"Result list",点击"Visualize tree"后就可以以树状图展示分类过程和结果,如图 3-20 和图 3-21。

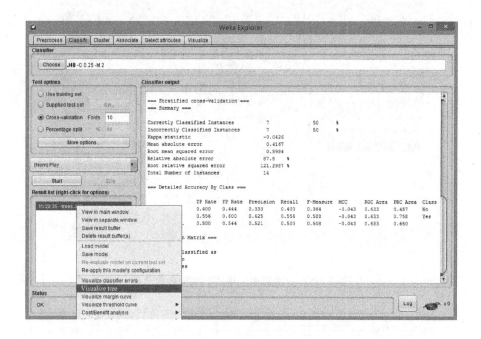

图 3-20　决策树分类结果的操作

3.4.5　预测

对于连续的数据,可以通过训练好的数据集和分类器给待识别的数据正确的类标签,从而预测出新数据的分类类型。将新收集数据保存成同样格式,在最后一列添加标注,类别不影响最后的预测结果。在"Supplied test set"里选择"Open file",输入待预测集合,点击"Start"后给出预测正确率,如图 3-22。

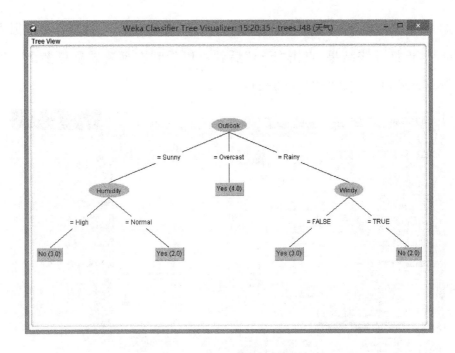

图 3-21　决策树分类过程和结果展示

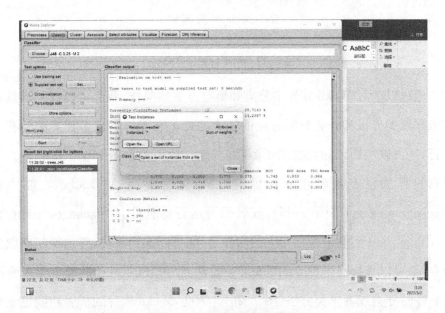

图 3-22　待预测数据集选择

右击预测的结果,选择"Visualize classification errors",然后保存数据为"test",再打开该结果,点击"Edit"后就可以看到在预测结果里多出一列"Predicted play"(图 3-23,图 3-24)。

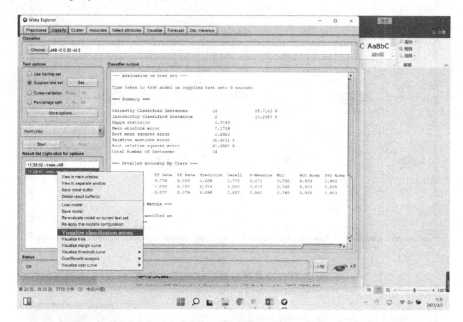

图 3-23　预测结果保存操作

通过以上对 Weka 软件中分类和聚类方法的操作,我们可以看到该软件在数据聚类分析和分类分析方面的强大之处。它能够实现多种算法的有效运行,还可以实现未知数据的预测功能,是一款值得学习和操作的软件。如果有些算法没有预装在软件里,可以通过主界面的"Tools"功能找到"Package manager"(图 3-25),安装想要运行的软件包"Packages";或者在"Package search"框中搜索相应的软件名,就可以找到软件,并出现相应软件的介绍,可以直接点击"Install"安装。重新打开"Explorer"后即会出现刚刚安装好的分类或者聚类方法(图 3-26)。因此,Weka 软件的扩展功能也十分完善,可以帮助大家完成复杂的机器学习任务。

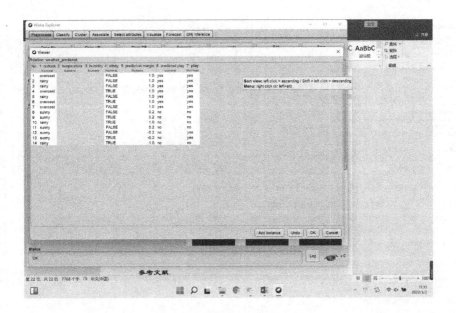

图 3-24　预测结果展示

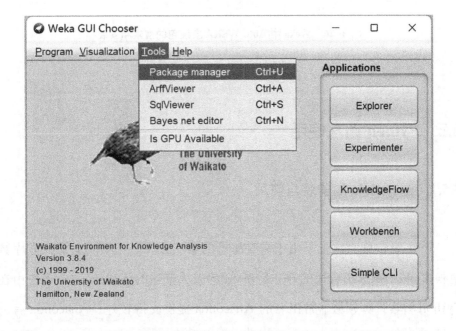

图 3-25　Weka 中新程序的安装工具

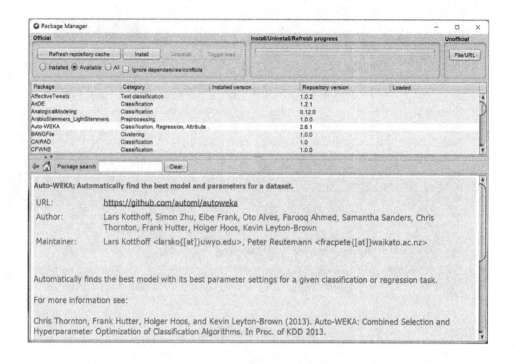

图 3-26　Weka 中 Auto-WEKA 安装包的搜索和安装

3.5　Python 语言使用

3.5.1　Anaconda 的安装与使用

Python 的强大之处是由于它有海量的第三方库。互联网上第三方库数量很多，从中挑选出合适的并非易事，业界较为普遍的认知是，这一工作由在 Python 科学计算领域非常出名的 Anaconda 提供支持较好。Anaconda 有一个包含 180＋的科学包及其依赖项。其包含的科学包有：conda，numpy，scipy，ipython notebook 等。这是一个完全免费的软件，而且经常会进行各种库的更新。最重要的是,它把几乎所有常用且优异的科学计算库都集成在一起。因此,只要安装了 Anaconda,就意味着拥有了一个完善精致的机器学习环境。不同系统的安装步骤大同小异,安装过程非常方便。下面分步说明如何安装 Anaconda。

1. 在官网(https://www.anaconda.com/)上下载安装包。

2. 双击下载文件,启动安装程序。

3. 单击"Next",如图 3-27。

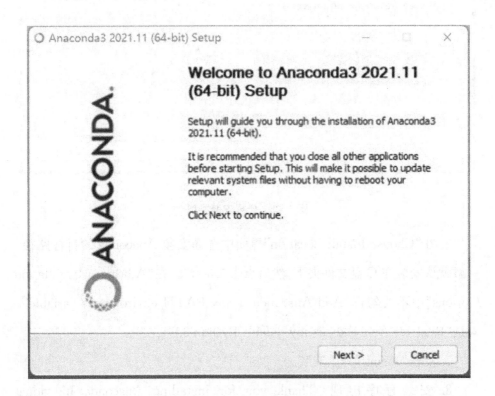

图 3-27　Anaconda 3 的安装界面

4. 阅读许可证协议条款,然后勾选"I Agree"进行下一步。

5. 除非是以管理员身份为所有用户安装,否则仅勾选"Just Me"并点击"Next",如图 3-28。

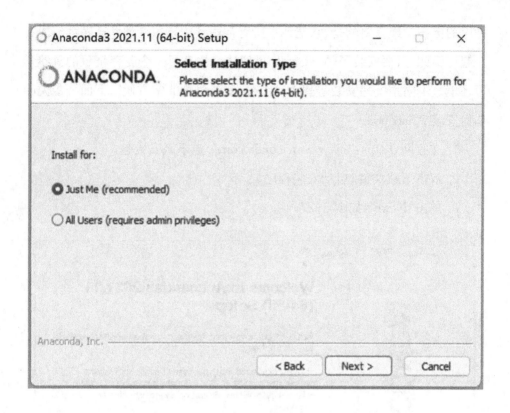

图 3-28　选择安装类型

6. 在"Choose Install Location"界面中选择安装 Anaconda 的目标路径，一般默认安装在 C 盘文件夹下，然后点击"Next"。在"Advanced Installation Options"中不要勾选"Add Anaconda to my PATH environment variable"，勾选"Register Anaconda as my default Python 3.9"。

7. 点击"Install"开始安装。

8. 安装程序出现"Thank you for installing Anaconda Individual Edition."界面，点击"Finish"完成安装（图 3-29）。

安装好 Anaconda 后，就可以使用该软件进行 Python 编程，实现各种分类算法和聚类算法，后面章节将分别展示 Python 语言的操作。

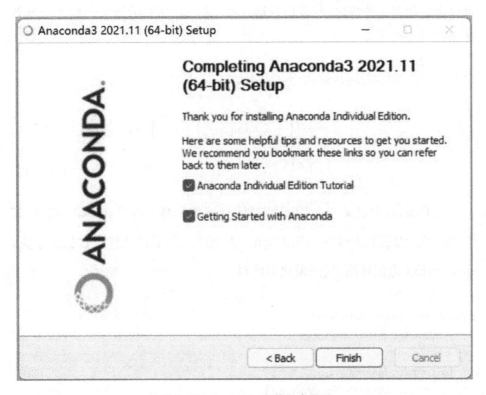

图 3-29 Anaconda 安装完成界面

3.5.2 分类方法

下面展示通过 Python 实现分类算法。同样数据集采用表 3-1 中的天气数据,分类算法采用基于 ID3 的决策树算法,具体的决策树算法见第 3.2 节。下面对天气数据进行决策树算法的遍历,逐一计算每个特征的信息增益值,依次确定 root 结点、分支的结点,进行决策树的构建。

步骤 1:计算天气数据集的信息熵,在本个案例中,D 最终为能否出去玩,yes 和 no 分别代表可以和不可以,$|D|=14$,可以出去玩有 9 种情况,不

可以出去玩有 5 种情况,所以信息熵计算结果如下(展示结果保留 4 位有效数字):

$$H(D) = -\sum_{k=1}^{K} \frac{|C_k|}{|D|} * \log_2 \frac{|C_k|}{|D|}$$

$$= -\left(\left(\frac{9}{14}\right) * \log_2\left(\frac{9}{14}\right) + \left(\frac{5}{14}\right) * \log_2\left(\frac{5}{14}\right)\right)$$

$$= 0.940\ 3$$

在 Python 中定义一个用于计算信息熵的函数 calcShannonEnt()。其中,dataSet 为获取的样本,labelCounts 为创建的用于存储样本数据的字典,shannonEnt 为信息熵,代码模块如代码 3-1。

```python
def calcShannonEnt(dataSet):
    numEntries = len(dataSet)
    labelCounts = {}
    for featVec in dataSet:
        currentLabel = featVec[-1]
        if currentLabel not in labelCounts.keys(): labelCounts[currentLabel] = 0
        labelCounts[currentLabel] += 1
    shannonEnt = 0.0
    for key in labelCounts:
        prob = float(labelCounts[key])/numEntries
        shannonEnt -= prob * math.log2(prob)
    return shannonEnt
```

代码 3-1　信息熵函数 calcShannonEnt()

步骤 2:计算特征集合 A 中各个变量的信息增益,首先计算 Outlook 的信息增益,它有三种不同的情况{Sunny、Overcast、Rainy},其中{Sunny}中有 5 个样本,2 个可以出去玩,3 个不可以;{Overcast}中有 4 个样本,都为可以出去玩,{Rainy}中有 5 个样本,3 个可以出去玩,2 个不可以。所以

Outlook 的信息增益计算结果如下：

$$H(D \mid \text{Outlook}) = -\sum_{i=1}^{n} \frac{\mid D_i \mid}{\mid D \mid} \sum_{i=1}^{n} \frac{\mid D_{ik} \mid}{\mid D_i \mid} \log_2 \frac{\mid D_{ik} \mid}{\mid D_i \mid}$$

$$= \left(\frac{5}{14}\right) * \left(-\left(\frac{2}{5}\right) * \log_2\left(\frac{2}{5}\right) - \left(\frac{3}{5}\right) * \log_2\left(\frac{3}{5}\right)\right)$$

$$+ \left(\frac{4}{14}\right) * \left(-\left(\frac{4}{4}\right) * \log_2\left(\frac{4}{4}\right)\right)$$

$$+ \left(\frac{5}{14}\right) * \left(-\left(\frac{3}{5}\right) * \log_2\left(\frac{3}{5}\right) - \left(\frac{2}{5}\right) * \log_2\left(\frac{2}{5}\right)\right)$$

$$= 0.693\,5$$

$$\text{gain}(D, \text{Outlook}) = H(D) - H(D \mid \text{Outlook}) = 0.940\,3 - 0.693\,5$$

$$= 0.246\,8$$

Temp 的信息增益值为：

$$H(D \mid \text{Temp}) = -\sum_{i=1}^{n} \frac{\mid D_i \mid}{\mid D \mid} \sum_{i=1}^{n} \frac{\mid D_{ik} \mid}{\mid D_i \mid} \log_2 \frac{\mid D_{ik} \mid}{\mid D_i \mid}$$

$$= \left(\frac{4}{14}\right) * \left(-\left(\frac{2}{4}\right) * \log_2\left(\frac{2}{4}\right) - \left(\frac{2}{4}\right) * \log_2\left(\frac{2}{4}\right)\right)$$

$$+ \left(\frac{6}{14}\right) * \left(-\left(\frac{4}{6}\right) * \log_2\left(\frac{4}{6}\right) - \left(\frac{2}{6}\right) * \log_2\left(\frac{2}{6}\right)\right)$$

$$+ \left(\frac{4}{14}\right) * \left(-\left(\frac{3}{4}\right) * \log_2\left(\frac{3}{4}\right) - \left(\frac{1}{4}\right) * \log_2\left(\frac{1}{4}\right)\right)$$

$$= 0.911\,1$$

$$\text{gain}(D,\text{Temp}) = H(D) - H(D \mid \text{Temp}) = 0.940\,3 - 0.911\,1$$
$$= 0.029\,2$$

Humidity 的信息增益值为：

$$H(D \mid \text{Humidity}) = -\sum_{i=1}^{n} \frac{\mid D_i \mid}{\mid D \mid} \sum_{i=1}^{n} \frac{\mid D_{ik} \mid}{\mid D_i \mid} \log_2 \frac{\mid D_{ik} \mid}{\mid D_i \mid}$$
$$= \left(\frac{7}{14}\right) * \left(-\left(\frac{3}{7}\right) * \log_2\left(\frac{3}{7}\right) - \left(\frac{4}{7}\right) * \log_2\left(\frac{4}{7}\right)\right)$$
$$+ \left(\frac{7}{14}\right) * \left(-\left(\frac{6}{7}\right) * \log_2\left(\frac{6}{7}\right) - \left(\frac{1}{7}\right) * \log_2\left(\frac{1}{7}\right)\right)$$
$$= 0.788\,5$$

$$\text{gain}(D,\text{Humidity}) = H(D) - H(D \mid \text{Humidity}) = 0.940\,3 - 0.788\,5$$
$$= 0.151\,8$$

Windy 的信息增益值为：

$$H(D \mid \text{Windy}) = -\sum_{i=1}^{n} \frac{\mid D_i \mid}{\mid D \mid} \sum_{i=1}^{n} \frac{\mid D_{ik} \mid}{\mid D_i \mid} \log_2 \frac{\mid D_{ik} \mid}{\mid D_i \mid}$$
$$= \left(\frac{6}{14}\right) * \left(-\left(\frac{3}{6}\right) * \log_2\left(\frac{3}{6}\right) - \left(\frac{3}{6}\right) * \log_2\left(\frac{3}{6}\right)\right)$$
$$+ \left(\frac{8}{14}\right) * \left(-\left(\frac{2}{8}\right) * \log_2\left(\frac{2}{8}\right) - \left(\frac{6}{8}\right) * \log_2\left(\frac{6}{8}\right)\right)$$
$$= 0.892\,2$$

$$\text{gain}(D,\text{Windy}) = H(D) - H(D \mid \text{Windy}) = 0.940\,3 - 0.892\,2$$
$$= 0.048\,1$$

对比四个特征的信息增益：

102

$\text{gain}(D，\text{Outlook}) > \text{gain}(D，\text{Humidity}) > \text{gain}(D，\text{Windy}) > \text{gain}(D，Temp)$

所以选择 Outlook 特征作为根结点。

步骤 3：确定根结点后，按照根结点 Outlook 的取值｛Sunny、Overcast、Rainy｝进行分支，在每一个分支上计算剩余特征 Humidity、Windy、Temp 的信息增益。

步骤 4：把每一个分支当作一个新的树，重复步骤 1～3，生成最终的决策树。

在 Python 中定义一个 splitDataSet()函数，用于对数据集的读取，其中，axis 是 dataSet 数据集下要进行特征划分的列号，例如 outlook 是 0 列，value 是该列下的一个特征值。在此基础上定义一个函数 chooseBestFeatureToSplit()用于在数据集中选取分支的最优特征，其中 numFeatures 为当前数据集的特征个数，bestInfoGain 为信息增益，bestFeature 为最优特征的位置，featList 为数据集中当前特征的所有值。代码模块如代码 3-2。

```python
def splitDataSet(dataSet, axis, value):
    retDataSet = []
    for featVec in dataSet:
        if featVec[axis] == value:
            reducedFeatVec = featVec[:axis]
            reducedFeatVec.extend(featVec[axis+1:])
            retDataSet.append(reducedFeatVec)
    return retDataSet
def chooseBestFeatureToSplit(dataSet):
    numFeatures = len(dataSet[0]) - 1
    baseEntropy = calcShannonEnt(dataSet)
    bestInfoGain = 0.0; bestFeature = -1
```

```
for i in range(numFeatures):
    featList = [example[i] for example in dataSet]
    uniqueVals = set(featList)
    newEntropy = 0.0
    for value in uniqueVals:
        subDataSet = splitDataSet(dataSet, i, value)
        prob = len(subDataSet)/float(len(dataSet))
        newEntropy += prob * calcShannonEnt(subDataSet)
    infoGain = baseEntropy - newEntropy
    if (infoGain > bestInfoGain):
        bestInfoGain = infoGain
        bestFeature = i
return bestFeature
```

代码 3-2　最优特征提取函数 chooseBestFeatureToSplit()

通过上述方式确定从根到最终端的每一个结点,接着创建存储字典函数 createTree(),其中 dataSet 为数据集,labels 为数据集中的特征标签,获取最终的树状信息用于决策树的图形绘制,返回的字典为 myTree,代码模块如代码 3-3。

```
def createTree(dataSet, labels):
    classList = [example[-1] for example in dataSet]
    if classList.count(classList[0]) == len(classList):
        return classList[0]
    if len(dataSet[0]) == 1:
        return majorityCnt(classList)
    bestFeat = chooseBestFeatureToSplit(dataSet)
    bestFeatLabel = labels[bestFeat]
    myTree = {bestFeatLabel: {}}
```

```
del(labels[bestFeat])

featValues = [example[bestFeat] for example in dataSet]

uniqueVals = set(featValues)

for value in uniqueVals:

    subLabels = labels[:]

    myTree[bestFeatLabel][value] = createTree(splitDataSet(dataSet,
bestFeat, value),subLabels)

    return myTree
```

代码 3-3　存储树状信息的字典函数 createTree()

经过上述根结点和每一个分支结点的选取,最终存储树状信息的字典为:

```
myTree =
{" Outlook": {'Sunny': {'Humidity': {'High': 'No', 'Noraml': 'Yes'}}, 'Overcast':
'Yes','Rainy'
: {'Windy': {'False': 'Yes','True': 'No'}}}}
```

Python 提供了很多方法进行树状图的可视化,常见的库有 matplotlib 与 graphviz,最终呈现的结果只是风格的差异:matplotlib 库中主要使用 pyplot 模块,graphviz 中使用 Digraph 模块。在使用 pyplot 时,需要通过 annotations 进行文本注释,以实现树状图的枝干上有文字的效果;而在 Digraph 方法中,会将字典的 Key 作为枝干上的文本注释,而字典的 values 作为结点。两种方法都可以通过修改方法的参数实现绘制图像风格的变化,图 3-30 和图 3-31 分别是使用 matplotlib 和 graphviz 绘制出的树状图。

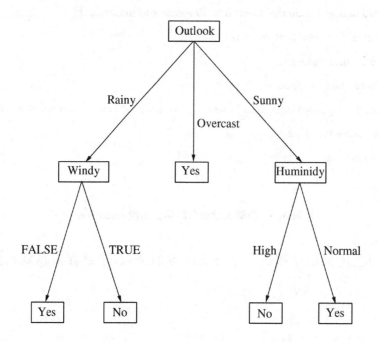

图 3-30 使用 matplotlib 绘制的树状图

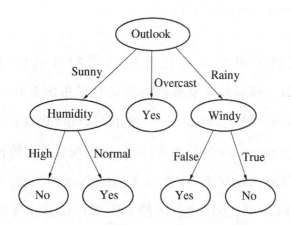

图 3-31 使用 graphviz 绘制的树状图

上述为通过基于 ID3 的决策树实现的对天气数据"能否出去玩"的分类，没有使用机器学习方法。在机器学习中，通过对模型的训练，使模型可以对数据做出预测。在 Python 中常见的机器学习方法都包含在库 sklearn 中，分类与聚类的常见算法的导入方法如表 3-2。

表 3-2 分类聚类常见算法导入语句

方法	名称	导入方式
分类	决策树	from sklearn import tree
	支持向量机	from sklearn import svm
	朴素贝叶斯	from sklearn.naive_bayes import GaussianNB
	KNN	from sklearn import neighbors
聚类	层次聚类	from sklearn.cluster import AgglomerativeClustering
	K-means	from sklearn.cluster import K-Mean

除了分类、聚类外，库 sklearn 中还包含了回归、降维等多个常用的算法。本节采用决策树算法对案例进行模型的训练和测试。除了需要导入决策树方法 tree 之外，还需要导入 train_test_split 对实验集进行训练集和测试集的划分训练集和测试集的比例通常为 7∶3。代码 3-4 为使用决策树训练模型的代码：

```python
import numpy as np
from sklearn import tree
from sklearn.model_selection import train_test_split
import pydotplus
def outlook_type(s):
    it = {b'sunny': 1, b'overcast': 2, b'rainy': 3}    return it[s]
def temperature(s):
    it = {b'hot': 1, b'mild': 2, b'cool': 3}    return it[s]
def humidity(s):
    it = {b'high': 1, b'normal': 0}    return it[s]
def windy(s):
    it = {b'TRUE': 1, b'FALSE': 0}    return it[s]
```

```
def play_type(s):
    it = {b'yes': 1, b'no': 0}    return it[s]
play_feature = 'outlook', 'temperature', 'humidity', 'windy'
play_class = 'yes', 'no'
data = np.loadtxt("play.txt", delimiter=" ", dtype=str,  converters={0: outlook_
type, 1: temperature, 2: humidity, 3: windy,4: play_type})
x, y = np.split(data,(4,),axis=1)
x_train, x_test, y_train, y_test = train_test_split(x, y, test_size=0.3,random_
state=2)
clf = tree.DecisionTreeClassifier(criterion='entropy')
clf.fit(x_train, y_train)
dot_data = tree.export_graphviz(clf, out_file=None, feature_names=play_
feature, class_names=play_class, filled=True, rounded=True, special_
characters=True)
graph = pydotplus.graph_from_dot_data(dot_data)
graph.write_pdf('play.pdf')
```

代码 3-4　使用 tree 方法进行训练集的绘制的树状图

其中,train_test_split()方法实现了对数据集 7∶3 比例的拆分。tree. DecisionTreeClassifier()方法可以通过修改参数进行设置,本节采用的是 Criterion='entropy',代表结点划分质量的度量标准选取的是信息增益;如果不设置,criterion 默认使用 'gini',代表使用的是 CART 算法中的度量标准,除此以外,还可以通过 splitter、max_depth 等多个参数,对决策树的划分策略、最大深度进行设置。训练后的模型如图 3-32 所示。

通过训练好的树状图,对 70% 的训练集进行验证,对剩下的 30% 数据进行预测,训练集进行验证的预测结果为:['1' '0' '1' '0' '1' '1' '1' '0' '1'],实际结果为:['1' '0' '1' '0' '1' '1' '1' '0' '1'],预测准确率为 100%;测试集进行预测的结果为:['1' '1' '0' '0' '1'],实际结果为:['0' '1' '1' '0' '1'],准确率为 60%,准确率不高的原因在于:数据的数量有限,导致训练模型的过拟合。具体代码如代码 3-5。

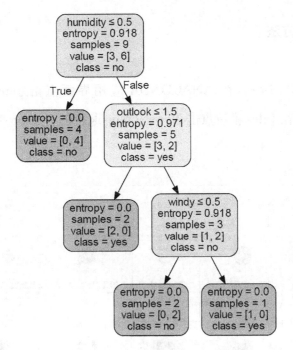

图 3-32 使用 70%数据训练得到的树状图

```
answer = clf.predict(x_train)
y_train = y_train.reshape(−1)
print(answer)
print(y_train)
print(np.mean(answer = = y_train))
answer = clf.predict(x_test)
y_test = y_test.reshape(−1)
print(answer)
print(y_test)
print(np.mean(answer = = y_test))
```

代码 3-5 通过训练模型进行预测

3.5.3 聚类方法

如图 3-33 所示，在 ANACONDA 应用界面点击 Jupyter 即可运行 Python 程序，在 Files 模块点击 New-Notebook 中的 Python 3 即可新建文件（图 3-34）。

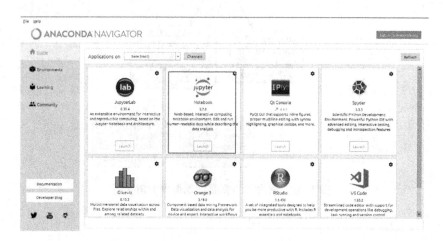

图 3-33　ANACONDA 应用界面

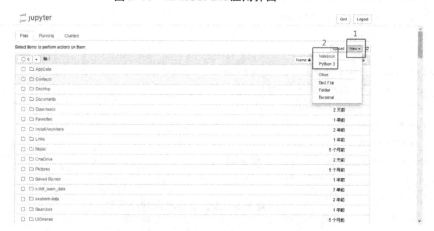

图 3-34　在 Jupyter 中创建新文件

本节继续沿用表 3-1 中的天气数据,利用 Kmeans 方法演示聚类过程。为了方便后续分析,首先对数据预处理,将阴晴属性、温度属性、湿度属性、刮风属性和游乐属性列的数值由字符串格式转化成浮点数格式,如表 3-3 所示。

表 3-3　天气数据

No.	Outlook	Temp	Humidity	Windy	Play
1	0	85	85	0	0
2	0	80	90	1	0
3	1	83	78	0	1
4	2	70	96	0	1
5	2	68	80	0	1
6	2	65	70	0	0
7	1	64	65	1	1
8	0	72	95	0	0
9	0	69	70	0	1
10	2	75	80	0	1
11	0	75	70	1	1
12	1	72	90	1	1
13	1	81	75	0	1
14	2	71	80	1	0

在运行代码之前,首先加载运行过程中会用到的库,由于库名较长,通常将它们命名成简短的库名缩写,便于后续输入。本次分析需要加载 numpy 库处理数组运算,加载 pandas 库读取数据,加载 matplotlib 库将结果可视化,从 sklearn 中调用 StandardScaler 方法将不同属性数据标准化以消除差异,调用 Kmeans 方法进行聚类。Sklearn 是一个由 Python 第三方提供的非常强力的机器学习库,它包含了从数据预处理到训练模型的各个方面的

方法。

接着我们使用 pandas 库读取要分析的数据,代码模块见代码 3-6,在输入文件时,注意使用"/"或"\\"分隔路径,且所有符号要在英文状态下输入。读取数据结果如表 3-4 所示。

```
# 加载 numpy 库、pandas 库、matplotlib 库
import numpy as np
import pandas as pd
import matplotlib.pyplot as plt
# 插入 sklearn 中数据预处理算法、KMeans 算法
from sklearn.preprocessing import StandardScaler
from sklearn.cluster import Kmeans
# 读取数据
dataset = pd.read_csv('C:/Users/asus/Desktop/天气数据.csv', engine='python')
dataset
```

代码 3-6　读取数据

表 3-4　读取数据结果

Order	Outlook	Temp	Humidity	Windy	Play
0	0	85	85	0	0
1	0	80	90	1	0
2	1	83	78	0	1
3	2	70	96	0	1
4	2	68	80	0	1
5	2	65	70	1	0
6	1	64	65	1	1
7	0	72	95	0	0
8	0	69	70	0	1

（续表）

Order	Outlook	Temp	Humidity	Windy	Play
9	2	75	80	0	1
10	0	75	70	1	1
11	1	72	90	1	1
12	1	81	75	0	1
13	0	71	80	1	0

正确读取数据后，对数据进行标准化处理，如代码 3-7，消除不同属性的样本在数值上的差异性。预处理后的属性数值如图 3-35 所示。

```
X = dataset[['Temp','Humidity','Outlook','Windy']]
scaler = StandardScaler()
X_scaled = scaler.fit_transform(X)
print(X_scaled)
```

代码 3-7　数据预处理

```
[[ 1.80471534  0.49715486 -1.02899151 -0.8660254 ]
 [ 1.01515238  1.02444033 -1.02899151  1.15470054]
 [ 1.48889015 -0.24104478  0.17149859 -0.8660254 ]
 [-0.56397354  1.65718288  1.37198868 -0.8660254 ]
 [-0.87979873 -0.0301306   1.37198868 -0.8660254 ]
 [-1.3535365  -1.08470152  1.37198868  1.15470054]
 [-1.5114491  -1.61198699  0.17149859  1.15470054]
 [-0.24814836  1.55172579 -1.02899151 -0.8660254 ]
 [-0.72188614 -1.08470152 -1.02899151 -0.8660254 ]
 [ 0.22558942 -0.0301306   1.37198868 -0.8660254 ]
 [ 0.22558942 -1.08470152 -1.02899151  1.15470054]
 [-0.24814836  1.02444033  0.17149859  1.15470054]
 [ 1.17306497 -0.55741606  0.17149859 -0.8660254 ]
 [-0.40606095 -0.0301306  -1.02899151  1.15470054]]
```

图 3-35　数据预处理结果

　　然后使用手肘法确定最佳聚类簇 k。手肘法的核心指标是误差平方和 (Sum of the Squared Errors，SSE)，SSE 是所有样本的聚类误差，代表了聚类效果的好坏。将 k 在[2,6)范围内遍历一遍，如代码 3-8，并将结果可视化，如图 3-36。从代码 3-9 可以看出，k 为 4 时为拐点，之后 SSE 的下降幅度趋向平缓，因此，该案例样本的最佳聚类数为 4。

```
SSE = []    #存放每次结果的误差平方和
for k in range(2,6)：    #在[2,6)范围内遍历
    estimator = KMeans(n_clusters=k)    #构造聚类器
    estimator.fit(dataset[['Temp','Humidity','Outlook','Windy']])
    SSE.append(estimator.inertia_)
X = range(2,6)
#将结果可视化
plt.xlabel('k')
plt.ylabel('SSE')
plt.plot(X,SSE,'o-')
plt.show()
```

代码 3-8　用手肘法确定最佳聚类簇 k 的值

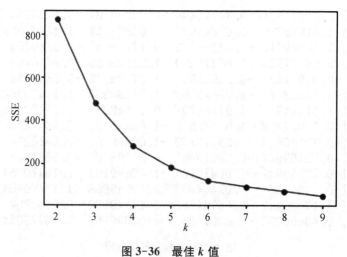

图 3-36　最佳 k 值

确定 k 值后,我们从 sklearn 中调用 Kmeans 方法把所有样本聚成 4 类,结果如表 3-5 所示,程序如代码 3-9 所示。可以看到 0 类聚集了样本 1、3、7、11；1 类聚集了样本 5、6、8、10；2 类聚集了样本 0、2、12；3 类聚集了样本 4、9、13。

```
# 按照 4 种属性聚成 4 簇进行训练,迭代 10 次停止
k = KMeans(n_clusters = 4, max_iter = 10).fit(X)
dataset["cluster"] = k.labels_
# 按 cluster 进行排序,第 0,1,2,3 堆,可以对比一下数值分布有无相关性
dataset.sort_values("cluster")
```

代码 3-9　聚类簇结果

表 3-5　聚类结果

Order	Outlook	Temp	Humidity	Windy	Play	Cluster
1	0	80	90	1	0	0
3	2	70	96	0	1	0
7	0	72	95	0	0	0
11	1	72	90	1	1	0
5	2	65	70	1	0	1
6	1	64	65	1	1	1
8	0	69	70	0	1	1
10	0	75	70	1	1	1
0	0	85	85	0	0	2
2	1	83	78	0	1	2
12	1	81	75	0	1	2
4	2	68	80	0	1	3
9	2	75	80	0	1	3
13	0	71	80	1	0	3

最后以各个簇心为中心,根据湿度属性和温度属性这两个维度将聚类结果可视化展示,执行代码 3-10,结果如图 3-37 所示。

```
#取中心点
centers = dataset.groupby("cluster").mean().reset_index()
#设置图属性
plt.rcParams["font.size"] = 14
colors = np.array(["red","green","blue","yellow"])
plt.scatter(dataset["Temp"],dataset["Humidity"],c = colors[dataset["cluster"]])
plt.scatter(centers.Temp, centers.Humidity, linewidths = 3, marker = "+", s = 300,
c = "black")
plt.xlabel("Temp")
plt.ylabel("Humidity")
```

代码 3-10　聚类结果可视化

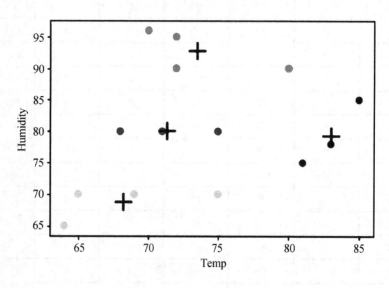

图 3-37　聚类结果可视化

3.6　本章小结

本章介绍了数据挖掘的概念,通过比较其与人工智能、模式识别的差异更好理解了它们的联系和区别。对于有监督学习和无监督学习算法,本章介绍了 k-近邻、决策树、支持向量机、随机森林和梯度提升树等 5 个经典的分类算法;聚类方法介绍了 K-means、层次聚类和孤立森林方法。通过 Weka软件的操作完成了对数据分类、聚类和预测的讲解,同时也运用 Python 语言演示了如何完成分类和聚类的数据挖掘。

参考文献

［1］Haenlein M,Kaplan A. A brief history of artificial intelligence:On the past,present,and future of artificial intelligence［J］. California Management Review,2019,61(4):5-14.

［2］Biggio B,Fumera G,Roli F. Pattern recognition systems under attack:Design issues and research challenges［J］. International Journal of Pattern Recognition and Artificial Intelligence,2014,28(7):1460002.

［3］Gou J P,Ma H X,Ou W H,et al. A generalized mean distance-based k-nearest neighbor classifier［J］. Expert Systems With Applications,2019,115:356-372.

［4］Kotsiantis S B. Decision trees:A recent overview［J］. Artificial Intelligence Review,2013,39(4):261-283.

［5］Chang C C,Lin C J. Libsvm［J］. ACM Transactions on Intelligent Systems and Technology,2011,2(3):1-27.

［6］Biau G. Analysis of a Random Forests Model［J］. Journal of Machine Learning

Research, 2012, 13: 1063-1095.

［7］Biau G, Scornet E. A random forest guided tour[J]. TEST, 2016, 25(2): 197-227.

［8］Hancock J T, Khoshgoftaar T M. CatBoost for big data: An interdisciplinary review[J]. Journal of Big Data, 2020, 7: 94.

［9］孙吉贵,刘杰,赵连宇.聚类算法研究[J].软件学报,2008,19(1):48-61.

［10］Johnson S C. Hierarchical clustering schemes [J]. Psychometrika, 1967, 32 (3): 241-254.

［11］Gentle J E, Kaufman L, Rousseeuw P J. Finding groups in data: An introduction to cluster analysis[J]. Biometrics, 1991, 47(2): 788.

［12］Guha S, Rastogi R, Shim K. Cure: an efficient clustering algorithm for large databases [J]. Information Systems, 2001, 26(1): 35-58.

［13］Guha S, Rastogi R, Shim K. Rock: A robust clustering algorithm for categorical attributes[J]. Information Systems, 2000, 25(5): 345-366.

［14］Kumar K P, Rao K V N S, Krishna K R, et al. Neural network based vibration analysis with novelty in data detection for a large steam turbine[J]. Shock and Vibration, 2012, 19(1): 25-35.

［15］Liu F T, Ting K M, Zhou Z H. Isolation forest[C]//2008 Eighth IEEE International Conference on Data Mining. Pisa, Italy. IEEE,: 413-422.

［16］Sorournejad S, Zojaji Z, Atani R E, et al. A survey of credit card fraud detection techniques: Data and technique oriented perspective[J]. Computer Science, 2016,19: 1-26.

第 4 章

微博文本挖掘和情感
相似度计算

4.1　自然语言处理

自然语言处理（Natural Language Processing，NLP）是研究人类语言的计算机处理的一门学科，即把计算机作为语言研究的强大工具，利用计算机技术来分析、理解和处理自然语言，开发计算机软件对语言信息进行定量化的研究，并提供可供人与计算机共同使用的语言表达。对于文本文档，需要转化成计算机可以处理的方式，即需要对文本进行一些基本操作。

（1）分词与词性标注。分词主要解决从句子中正确划分出单词和主干，有基于词典的分词算法（也称为字符串匹配分词算法），如正向最大匹配算法、逆向最大匹配算法，最少切分法和双向匹配分词法等；基于理解的分词方法；基于统计学习的机器学习分词方法。比较常用的分词工具有：ansj 分词器、jieba 分词器、HanLP、斯坦福分词器、中科院计算所的 NLPIR、哈工大的 LTP、清华大学的 THULAC。这些分词器也同时具备词性标注功能。词性标注算法也分为两大类：基于字符串匹配的字典查找算法和基于统计的算法。jieba 分词器综合了两种算法，对于分词后识别出来的词语，直接在字典中查找其词性；而对于未登录词，则采用隐马尔可夫模型和维特比算法来识别。

（2）词频统计与向量化。统计每个词语的次数就是简单的词频统计。但是，由于词频多并不一定代表词语重要，因此，需要对词频的重要性进行计算，词频-逆向文件频率（Term Frequency-Inverse Document Frequency，TF-IDF）就是一种经典的用于信息检索（Information Retrieval）与文本挖掘的常用加权技术。词频（TF）：词语在文本中出现的频率。逆向文件频率（IDF）：某一特定词语的 IDF，可以由总文件数目除以包含该词语的文件的数目，再将得到的商取对数得到。包含某词条的文档越少,IDF 越大,则说明词条具有很好的类别区分能力。对于文档 j,结合 D,IDF 计算公式如下:

$$idf_j = \log_2 \frac{|D|\pi}{|\{document \in D \mid j \in document\}|} \tag{4-1}$$

通过 TF-IDF 加权后的词频结果为:

$$w_{j,i} = tf_{j,i} \times idf_j \tag{4-2}$$

词向量化是把自然语言这种符号信息转化为向量形式的数字信息,其目的是把自然语言问题转化为机器学习问题。词语向量可以通过使用大规模语料进行无监督学习训练得到。word2vector 就是具有代表性的方法,2013年 Google 开源了 word2vec 工具,它可以进行词向量训练,也可以加载已有模型进行增量训练、求两个词向量的相似度、求与某个词接近的词语等。词向量模型训练只需要有训练语料,语料越丰富准确率越高。

(3) 主题提取。对文本进行词向量后,可以用词袋工具(N-gram)进行统计衡量,也可以进行更深层次的聚类,即不同词汇的主题提取。按主题对文本进行收集、降维和分类能够更好地归纳文档,获得整体性的知识。隐含狄利克雷分布(Latent Dirichlet Allocation,LDA)是最为常见的主题模型,它是由 Blei、David M.、Ng、Andrew Y.、Jordan 于 2003 年提出,用来推测文档的主题分布。它可用于计算文档集中每篇文档的主题以及概率分布,而后通过分析一些文档来抽取它们的主题分布,根据主题分布进行主题聚类或文本分类。

文本挖掘在很多领域已得到重视,其研究成果也对我们的生活产生了重大影响,越来越多的领域利用自然语言处理方法解决实际问题,其具体应用主要有以下几个方面：

（1）信息抽取：对给定文本进行分词、词性标记并准确抽取重要的信息，比如时间、地点、人物、事件、数字、表情、专有名词等。涉及实体识别、时间抽取、因果关系抽取等关键技术。

（2）文本数据挖掘：包括文本聚类、分类、生成摘要、情感分析以及实现挖掘的信息和知识的可视化、交互式的表达界面。在词语向量化后，主流的技术都是基于统计机器学习的。

（3）机器翻译：把输入的源语言文本通过自动翻译变成另外一种语言的文本。Google 翻译和百度翻译就比较成功地实现了多语言之间的翻译。根据输入媒介不同，可以细分为文本翻译、语音翻译、手语翻译、图形翻译等。

（4）语音识别：通过语音信号处理和模式识别让机器自动识别和理解人类口述的语言。先要对声音进行分析、分帧，然后把分帧的声学特征提取成矩阵，再根据特征因素变成文本。科大讯飞通过机器学习，将语音识别正确率提高了很多，已经在录音笔和手机输入中有良好应用。

（5）信息检索：对大规模的文档进行索引。可简单对文档中的词汇赋以不同的权重来建立索引，也可利用（1）（2）（3）的技术来建立更加深层的索引。在查询的时候，先对输入的查询表达式比如一个检索词或者一个句子进行分析，然后在索引里面查找匹配的候选文档，再根据排序机制把候选文档排序，最后输出得分最高的文档。

（6）问答系统：对一个自然语言表达的问题，由问答系统给出一个精准的答案。它需要对自然语言查询语句进行某种程度的语义分析，包括实体链接、关系识别，形成逻辑表达式，然后到知识库中查找匹配的候选答案并通过排序机制找出最佳的答案。

（7）舆情监控：对互联网上各种信息资源采用智能化收集和处理技术，

从海量文本数据中自动抓取、分析、检测和聚类,实现即时掌控新闻热点和用户舆情,形成舆情分析报告,对正确引导舆论、解决危机事件、制止谣言传播具有关键作用。

4.2　情感分析

心理学家认为情感在认知和人机交互中起着关键性作用,Hearst 和 Wiebe 分别在 1992 年和 1994 年提出了直接从文本中挖掘意见、情感、态度和偏见的思想[1-2]。1997 年,美国 MIT 教授 Picard 在其专著中提出了情感计算的概念[3]。而在网络信息讨论和观点阐述中也产生了丰富的情感文本,故情感分析也越来越多地出现在 Web 文本计算中。学者分别从词或短语、句子、文档等不同层面挖掘出人们的情感和观点,从而形成了各种文本挖掘技术。文本挖掘是通过综合机器学习、数据挖掘、信息检索技术、自然语言处理和知识管理等多种技术处理信息过滤问题。文本信息挖掘的一个重要分支就是从文本中挖掘出人的想法、意见和情感。学者对此十分关注,关于意见挖掘和情感分析的文章大量涌现。

4.2.1　情感分类

情感分析(Sentimen Analysis)也被称为意见挖掘(Opinion Mining),是指使用各种自然语言处理技术获取人们语言中的情感。Nasukawa 与 Yi 定义情感分析为:"Capturing favorability using natural languageprocessing"[4]。2003 年,

David 等人在他们的文章中解释网络社区内术语的普及性时首次提到"opinion mining"这一术语[5]。如果想要了解最近的意见挖掘综述,可以阅读 Pang 和 Lee 的文章[6],在此文章中作者很好地总结了文本挖掘领域的技术和方法。

情感分析的一个非常重要的研究问题是划分不同情感,即情感分类[6]。关于情感分类的研究多是分析如何决定一个文本是主观的还是客观的,在主观态度里包含的是积极的还是消极的情感[7],这也被称为二元情感分类,即把每个文本分成两类标签。Koppel 等人发现在学习情感极性时,发现中性情感样本对分类的正确性是非常重要的[16]。而在社会媒介的情感分类中,学者往往通过过滤掉噪音,将态度分为两种极性[17-18]。但也有一些学者们尝试将情感细分成更多种类型,例如喜爱、高兴、悲伤、生气等[19],由此,情感的极性也变成多层次问题。一般而言,分类集包含强烈积极、积极、中性、消极和强烈消极的态度。

4.2.2　情感相似度

在情感分析中,普遍采用的方法是使用情感词典在情感搜索中找到情感词和情感句。SentiWordNet 给每个 WordNet 的同义词集三种情感值。Cambria 等人开发出的 SenticNet,其概念被赋予－1 到＋1 的情感值。WordNet-Affect 同样在 WordNet 同义词集中给出了情感标签[20]。Ku 等人开发了中文情感词典(The National Taiwan University Sentiment Dictionary, NTUSD),包含了 11 088 个中文词。HowNet-VSA 情感词典可以同时用来处理中文和英文内容[6]。还有两个没有标签的英文词典 WeFeelFine 和 NELL[20]。

但是,目前对于情感相似度的研究还没有得到足够的重视。2003 年,Turney 等人提出了利用词语对来计算语义相似度以衡量情感相似度[21]。Hassan 和 Radev 创建了基于图方法的 WordNet 词典中词语的相似度量[22]。Marneffe 等人使用基于情感的形容词来计算物品得分的概率[23]。这些成果都集中在利用潜在语义分析、有相互信息和基于词典相似等方法计算语义相似度。

上述研究中,学者多是对情感词分析,对于整体文本的情感提取则较少。在一些文献中,学者使用情感相似度代替等级来分析用户意见[7, 24-25]。基于用户的写作风格的情感相似度被用来识别作者的个性偏好和倾向[10]。Abbasi 等人将新的写作相似检测技术应用到基于写作风格的个体相似度评定,其结果比使用如主成分分析、N-gram 模型、马尔可夫模型和交叉熵等要优越[24]。他们使用 Karhunen-Loeve 转换技术来评价相似结果,再用一个模式分离机制来判定差异性。因为其良好的性能,本书尝试在本章试验中使用这种技术来计算情感相似度。

4.3 社交媒体中的电子医疗情感相似度

4.3.1 特征提取

之前的学者在他们的研究中得到了比较重要的文本特征和情感特征。在此基础上,本书将社会化媒体的情感特征分为四种类型。

(1)词汇特征:包括字符特征和词语特征,例如数值型字符总数、空格特征、不同词语总数、词语长度频数、出现一次和两次的词语频数等[7, 10]。当处理中文文本时,本书将非中文字符、平均句子长度加入此类特征中。最终,本书在中文微博中选取了 7 种比较重要的词汇特征。

(2) 句法特征:包括标点符号、N 元语法和词性等。将标点符号的频数加入特征集中能够提高用户身份识别的性能[25]。一些标点符号在情感分析中非常重要,譬如感叹号和问号,它们都显示了对某一观点强烈的积极或者消极态度。一元语法、二元语法和三元语法是在之前的研究中经常使用的 N 元语法。在产品评论和电影评论中,N 元语法的特性对极性分类的效果比较好[8, 26]。词性是名词、动词、形容词等的特征集合,本书统计了 16 种类型的中文词性。

(3) 特定内容特征:包括特定内容词汇、功能词和结构特征。特定内容词汇用来区分发布的话题,在特定话题下,不同用户使用不同词汇[27]。由于这一原因,特定词汇能够为识别一个用户的特征提供线索。例如,一个糖尿病医生可能使用"Ⅰ类""Ⅱ类"和"血压"作为他的关键词。很多研究中,功能词显示出很好的区分效果[10, 28]。然而,由于不同领域的区分程度存在差异,所以没有形成被广泛接受的统一的功能词集合。结构特征是写作布局的方式。2001 年,De Vel 研究了电子邮件写作的几种结构特征[29],Zheng 在此基础上做了改进,对在线信件总结出 14 种结构特征[10]。根据微博自身特征,本书又加入了 8 种结构特征,如@其他用户的数量、使用♯的数量、使用图片的数量和使用 URL 的数量等。

(4) 微博特征:包括情感符和缩减写。情感符是一种十分强大的将信息分出不同极性的符号[30],Go 等在斯坦福大学一个收集 Twitter 积极和消极情感符的项目中创建了英文情感数据集合[18]。Patodkar 等人将 Twitter 情感符分为两种类型:高兴情感类,如":-)"":)""=)"":D";悲伤情感类,如":-("";("""=("";("[31]。缩减写是为了快速书写而将字或者短语缩短的一种书写形式。例如,"OMG"的意思是"Oh My God","BTW"是指"By the Way"。因此,简写风格也可以作为用户的个体特征。英文缩减写可以在 *Internet Lingo Dictionary* 中查找,但是中文文本,尤其是微博网络用语中,缩减写没有形成固定样式,有些缩减写一段时间后不再使用,所以本书的研究中没有选择中文缩减写作为特征。未来的研究中,学者们可以针对中文缩减写和网络用语做专门的探讨,这是一个有意思的研究方向。

4.3.2　特征集合

句法、词汇、基于连接和特定内容的特征是用于情感分类的四种方法,句法、词汇和特定内容的特征已经成功应用到英文和中文情感分类中[10, 27, 32]。Zheng 等人创建了 270 个英文写作特征和 117 个中文写作特征,然而,他们没有使用词性标签作为特征。还有很多学者在英文情感分类中使用了词性标签。为了找出词性标注是否在中文文本分类中有贡献,本书使用了比较有效的词性标注软件 AntConc 和单词分割软件 MyTxtSegTag(http://www.corpus4u.org/)来处理中文文本。

下面举例说明两个软件的操作。以微博上收集到的一段关于糖尿病的博文为例"【♯人们对糖尿病存在着哪些误解♯】我国是全球糖尿病患病率增长最快的国家之一,约 1.5 亿人存在糖尿病高患病风险。得了糖尿病,通过吃药、饮食调整等控制血糖非常重要,但很多人都对糖尿病存在着一些误解。少吃糖就不会得糖尿病? '无糖食品'可以随便吃? 来看看专家怎么说。"首先使用 MyTxtSegTag 打开 txt 文件,如图 4-1 所示,然后启用专名识别和最小化词语颗粒度,点击"切分标注",文档被划分为词语,且标注上每个词的词性,其结果为:"【/w ♯/w 人/n 们/k 对/p 糖尿/n 病/n 存在/n 着/u 哪/r 些/q

误解/v♯/w】/w我/r国/n是/vl全球/n糖尿/n病/n患/v病/n率/k增长/v最/d快/a的/u国家/n之一/m,/w约/d1/m./w5/m亿/m人/n存在/n糖尿/n病/n高/a患/v病/n风险/n。/w得了/u糖尿/n病/n,/w通过/p吃/v药/n、/w饮食/n调整/v等/v控制/v血/n糖/n非常/d重要/a,/w但/c很/d多/a人/n都/d对/p糖尿/n病/n存在/n着/u一些/m误解/v。/w少/a吃/v糖/n就/d不/d会/vu得/u糖尿/n病/n？/w"/w无/v糖/n食/v品/k"/w可以/vu随便/a吃/v？/w来/v看/v看/v专/a家/k怎么/r说/v",如图4-2。

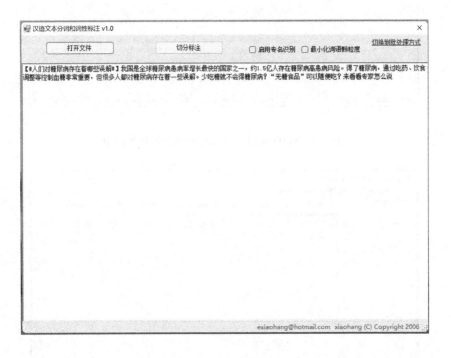

图 4-1　MyTxtSegTag 读取文档

将标注过词性的文档保存为"diabetes.txt"文件,然后打开 AntConc 软件,如图 4-3 所示,点击"Global Settings",在"Category"里选择"Character Encoding"为中文"Chinese(euc-cn)",当然,可以根据自己文档的格式做出合理的选择,也可以选择其他语言格式。点击"File",选择已经进行词性标注

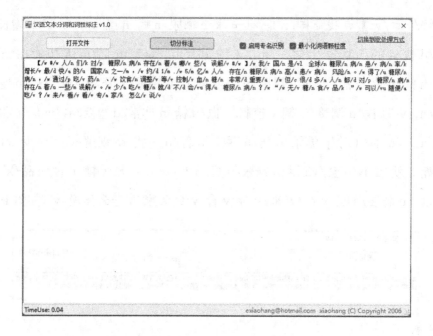

图 4-2 MyTxtSegTag 单词分割和词性标注结果

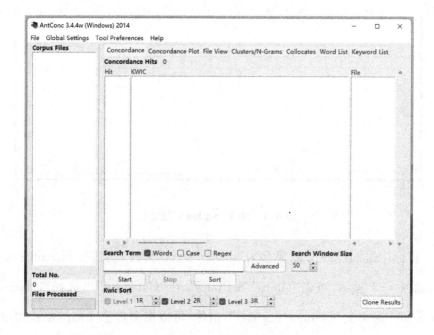

图 4-3 AntConc 界面示意图

的文档,按照统计需要选择"Clusters/N-Grams"或者"Word List"等按钮,然后点击下面的"Start"就可以出现运行结果,如图 4-4、图 4-5 所示。为了显示分词和词性标注的必要性,我们对原有文档同样做 N-Grams 操作,如图 4-6所示,可以看出,N-Grams 的结果还是成段出现的,即结果是不正确的。

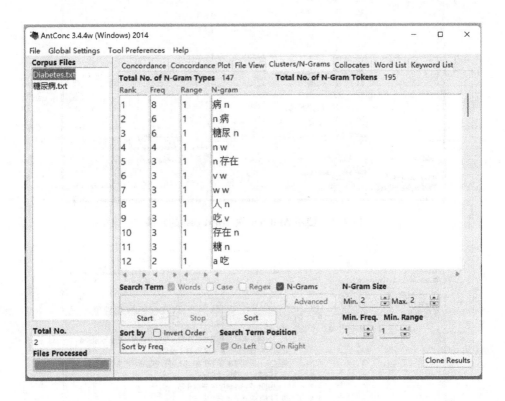

图 4-4 使用 AntConc 做 N-Grams 的结果

使用软件标记出 N 元语法集,包括一元语法、二元语法和三元语法。可以在图 4-4 中右侧"N-Gram Size"中选择 N 的值(1、2、3)来实现。在微博中经常使用情感符表达情感,最近研究显示情感符在区分积极和消极信息上有良好效果[30,33]。本书的数据集选取了 3 种积极情感符和 3 种消极情感符。最终,本书的原始特征集包含 126 种不同特征,如表 4-1 所示。

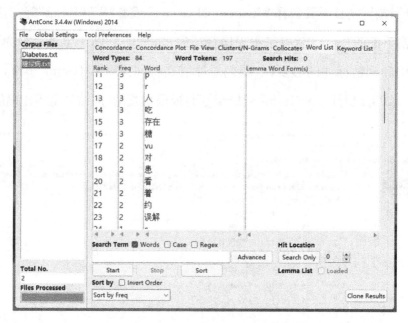

图 4-5　使用 AntConc 做 Word List 的结果

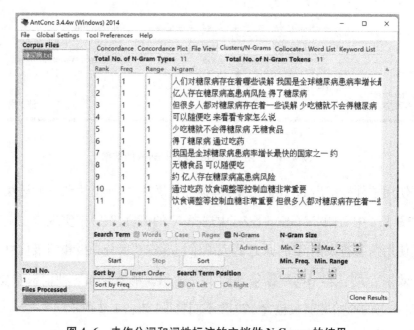

图 4-6　未作分词和词性标注的文档做 N-Grams 的结果

表 4-1　分类实验中选择的特征集

类别	特征	描述	标签
词汇特征	1. 字数 2. 字符数 3. 非中文单词数 4. 平均句子长度 5. 不同字数		F1
	6. Hapax legomena	汉字只出现一次的频数	
	7. Hapax dislegomena	汉字只出现两次的频数	
句法特征	8-10. N 元语法频次	一元、二元、三元语法的频次	F2
	11-19. 表达符号频次	",", "。", ".", "?", "!", "：", "……", "；", "、"	
	20-35. 词袋频次(POS)	名词、动词、形容词、副词等的频次	
基于内容的特征	36-97. 功能词频次 98-112. 特定内容关键词数 113. 句子总数 114. 发布内容数 115. 每个微博平均句子数 116. 每个微博平均字符数 117. 每个微博平均字数 118. @ 他人数 119. 使用图片数 120. 使用 URL 数	功能词和特定内容关键词列表见附录 1 和 2	F3
情感符	121-126. 积极性和消极性情感符	情感符见附录 3	F4

利用 Java 编程,统计和计算出这些特征的数值后,发现一些特征值为 0,需要删除这些对分类没有贡献的特征,最后的特征集合剩余100 个特征。在这些特征中,本书需要挑选出和新浪微博文本相关的特征,因为有一些特征或许对预测正确率来说是冗余信息。

为了能够得到与研究目标相关的特征子集,需要对原始特征集合做特征提取。本书使用一种新的方法对这些特征进行提取。信息增益和支持向量机在很多案例中表现得比其他方法更加优越，下面首先分别使用这两种方法提取特征，然后将提取的两个特征集合混合，从而找出最佳特征集合，其具体方法如下所叙。

4.4 特征选择

4.4.1 信息增益

信息增益对文本类型的特征提取比其他方法更好用，如互信息、文档频次[32]，因此它是特征提取最为常用方法[24]。根据现有研究，学者在利用信息增益提取特征时，一般将增益值阈值设为 0.002 5。在本书的试验中，假定类别为 C_i（C_1＝积极类别，C_2＝消极类别），为了消除类不平衡带来的问题，本书收集两类样本时，保证文本样本数一致。输入特征是 F_j（F_1，F_2，$\cdots$，F_m），因此，在本书的分类研究中，信息增益可以表示为：

$$IG(F_j, C) = H(C) - H(C \mid F_j)$$

$$= -\sum_{i=1}^{2} p(C_i)\log_2 p(C_i) + \sum_{i=1}^{2} p(FC_{ij})\log_2 p(FC_{ij})$$

$$(4-3)$$

式中，IG 代表特征 F_j 的信息增益值；$H(C)$ 代表情感类 C 的熵；$H(C \mid F_j)$ 表示第 j 个特征条件的熵；FC_{ij} 表示第 i 类特征是 F_j 的样本值。

通过数据挖掘软件 Weka 计算出特征的信息增益值，然后将其排序，本书选择信息增益值大于 0.002 5 的 11 个特征，如表 4-2 所示。

表 4-2　基于信息增益的特征排序

序号	信息增益值	特征号	序号	信息增益值	特征号
1	0.189 6	69	7	0.100 1	37
2	0.136 5	6	8	0.085	100
3	0.123 4	90	9	0.073 8	79
4	0.119 8	85	10	0.051 9	50
5	0.109 3	38	11	0.051 9	80
6	0.108 1	14			

4.4.2　支持向量机

由于支持向量机是一个非常强大的,并在很多领域都验证了良好的分类和特征选择效果的方法,因此,本书尝试使用这种方法获得更好的特征集合。支持向量是指在分类问题中能够区分不同类别的重要向量,对于二分类问题,支持向量机的概念可以表述为以下形式[34]:

对于给定的含有类标签的样本训练集 (x_i, y_i), $i=1, 2, \cdots, m$, 满足 $x_i \in \mathbf{R}^n$, $y_i \in \{1, -1\}$ 以及非负松弛变量 $\xi_i \geqslant 0$, 数据样本点可以通过下面的表达式被正确的分类:

$$\langle w \cdot x_i \rangle + b \geqslant +1 - \xi_i, \text{当 } y_i = +1 \text{ 时}$$
$$\langle w \cdot x_i \rangle + b \geqslant -1 - \xi_i, \text{当 } y_i = -1 \text{ 时}$$

因此,支持向量技术是通过找到训练误差的最小值解决最优化问题的。

$$\min_{w, b, \xi} \frac{1}{2} w^{\mathrm{T}} w + C \sum_{i=1}^{m} \xi_i \qquad (4\text{-}4)$$

约束：$y_i(\langle w \cdot x_i \rangle + b) + \xi_i - 1 \geqslant 0$，$\xi_i \geqslant 0$

SVM 也可以用来做特征提取，它会在最小训练误差下给出区分不同类别的支持向量，可以通过图 4-7 清晰看到[35]。本书通过向量在支持向量机中的重要程度对支持向量排序，并获得重要的特征。根据这个技术，本书可以获得的重要特征序号列表为：**69**，**6**，**37**，74，5，2，**80**，28，10，**100**，15，83，**38**，17，54，**79**，32，**90**，97，81，18，66，72，30，99，47，43，49，36，9，7，88，92，21，24，8，82，20，3，73，91，59，68，25，62，46，13，**50**，4，34，23，63，55，26，27，67，60，35，87，71，40，84，41，42，70，22，**85**，39，57，51，53，16，96，86，58，76，44，48，11，93，61，94，56，12，19，**14**，89，75，1，95，33，77，45，31，98，64，78，52，29，65。黑体字的序号是同时被信息增益和 SVM 提取的特征。

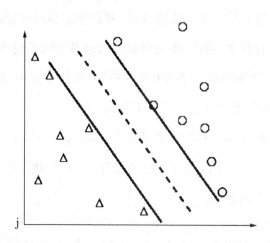

图 4-7　在测试数据集上使用支持向量机选择更好的支持向量的示例

正如之前提到的，由于信息增益和支持向量机在很多领域都效果突出，而且在提高分类结果的正确率上，它们有不同的长处，因此，本书将两者融合起来提取中文文本特征。由于两者提取的特征集合不同。基于信息增益提取的特征，本章利用 SVM 提取了更多的特征。

在使用 SVM 时,提取最优特征子集以及设置最佳核函数是至关重要的,这两个问题直接影响 SVM 的分类精度,为此,可使用 LIBSVM 工具设置核函数,在 Weka 中调整 C 和 γ 值的大小达到最优结果 (http://www.csie.ntu.edu.tw/~cjlin/libsvm/)。本书采用 10 折交叉验证方法及 IG-11,SVM-18,IGSVM-21,IGSVM-48,IGSVM-67,IGSVM-86 和 Original-100 来表示采用的方法和选择的特征。为了比较不同分类方法的正确率,本书选择朴素贝叶斯分类器作为控制组。

正确率、召回率和 F-mean 是衡量分类结果的通用指标[36],本书使用这三种指标衡量利用新的方法选择的特征是否比其他特征集合优越。表 4-3、表 4-4 和表 4-5 分别是本书使用 J48、SVM 和朴素贝叶斯的分类结果。在使用 LIBSVM 时,最优参数分别选择了-G 1.220703125E -C 2048.0,-G 3.05517578125E-5 -C 8192.0, -G 3.05517578125E -C 8192.0,-G 3.0517578125E-5 -C 32768.0,-G 1.220703125E-4 -C 2048,-G 3.05E-5 -C 8192.0 和 -G 1.22E-4 -C 1.0 来处理 IG-11,SVM-18,IGSVM-21,IGSVM-48,IGSVM-67,IGSVM-86,Original-100 这 7 种数据集合。

表 4-3　使用 J48 作为分类器的分类结果

J48	TP Rate	FP Rate	Precision	Recall	F-Measure
IG-11	0.8	0.2	0.802	0.8	0.8
SVM-18	0.71	0.29	0.711	0.71	0.71
IGSVM-21	0.82	0.18	**0.821**	**0.82**	**0.82**
IGSVM-48	0.7	0.3	0.701	0.7	0.7
IGSVM-67	0.7	0.3	0.7	0.7	0.7
IGSVM-86	0.71	0.29	0.71	0.71	0.71
Original-100	0.76	0.24	0.76	0.76	0.76

表 4-4 使用 SVM 作为分类器的分类结果

SVM	TP Rate	FP Rate	Precision	Recall	F-Measure
IG - 11	0.89	0.11	**0.891**	**0.89**	**0.89**
SVM - 18	0.89	0.11	0.89	0.89	0.89
IGSVM - 21	0.89	0.11	**0.891**	**0.89**	**0.89**
IGSVM - 48	0.89	0.11	**0.891**	**0.89**	**0.89**
IGSVM - 67	0.85	0.15	0.85	0.85	0.85
IGSVM - 86	0.87	0.13	0.87	0.87	0.87
Original - 100	0.83	0.17	0.83	0.83	0.83

表 4-5 使用朴素贝叶斯作为分类器的分类结果

NaiveBayes	TP Rate	FP Rate	Precision	Recall	F-Measure
IG - 11	0.83	0.17	0.863	0.83	0.826
SVM - 18	0.87	0.13	**0.882**	**0.87**	**0.869**
IGSVM - 21	0.87	0.13	**0.882**	**0.87**	**0.869**
IGSVM - 48	0.85	0.15	0.868	0.85	0.848
IGSVM - 67	0.83	0.17	0.841	0.83	0.829
IGSVM - 86	0.76	0.24	0.79	0.76	0.754
Original - 100	0.71	0.29	0.745	0.71	0.699

可以看到,当使用 J48 对这 7 种数据集分类时,最好的分类结果出现在 IGSVM - 21 数据集上,21 个特征号分别为:69,6,37,74,5,2,80,28,10,100,15,83,38,17,54,79,32,90,50,85,14。从表 4-1 中可以查询它们代表的物理意义。因为本书使用 LIBSVM 设置最优参数对这些数据集分类,所以在前四种数据集上很难区分出优劣,在后三种数据集上分类结果稍微有些低,这也从侧面证明了 SVM 分类器比其他两个分类器性能要好。

同时 IGSVM - 21 数据集的 F-mean 值是 4 个最高结果数据集中的一组。再看朴素贝叶斯分类器的分类结果,数据集 SVM - 18 和数据集 IGSVM - 21 要比其他数据集的结果好一些。虽然数据集 IG - 11 和 IGSVM - 48 在使用 LIBSVM 分类时结果要好,但是在使用 J48 和朴素贝叶斯分类器时,它们的结果要比数据集 IGSVM - 21 差。因此,通过对比分析,可以发现在使用三种分类器时,数据集 IGSVM - 21 都是比较好的数据集,故在本章的试验中,选择 IGSVM - 21 数据集作为最终的特征集合。

4.5　微博特征分类组合与贡献度分析

4.5.1　特征组合

完成特征提取后,本章想要找出哪种类型的特征对最后的分类有较高的贡献。在表 4-1 中设置了 4 种类型的特征:词汇特征、句法特征、特定内容特征和情感符特征,分别用 F1、F2、F3 和 F4 来表示。为了能够衡量出哪种特征对最后的情感分析有较大影响,采用累加方式,观察在一种特征集合上加入其他特征集合后分类正确率的变化,这样就形成了不同的特征组合方式。

第一个特征集合 F1 是指词汇特征;将句法特征集合加入第一个特征集中形成第二个特征集合(F1+F2);第三个特征集合(F1+F2+F3)包括第二个特征集合和特定内容特征;将所有的特征集结合在一起定义为第四个特征集合(F1+F2+F3+F4)。

4.5.2　组合贡献度分析

本章采用 J48、SVM 和朴素贝叶斯作为分类器，Precision、Recall、F-mean 和 ROC area 作为结果衡量指标。并且，本节计算了 F-mean 的增长率来体现将新的特征加入已有特征集中其结果变化的大小。

从表 4-6 中可以发现，SVM 比 J48、朴素贝叶斯分类器性能优越，也就意味着在本章的试验中，SVM 是处理社会媒介中文文本情感的最好的分类器。当选用 J48 做分类器时，可以观察到更多的特征加入后，F-mean 值是持续增加的，因而，正确率在所有特征都加入后达到最高值。从这点来看，这四种特征在分类中都是有用的。观察 F-mean 的增长率，可以发现加入 F2、F3 和 F4 后，其增长率分别为 2.5％、12％和 5％，即在 F3 加入之后特征数据集增长率较高。因此，特定内容特征，如功能词、特定内容关键词在情感分类中比句法特征和情感符要重要一些。

表 4-6　不同数据集使用三种分类器的分类结果

分类器	特征集	Precision	Recall	F-Measure	增长率	ROC Area
	F1	0.637	0.63	0.625	—	0.685
	F1＋F2	0.651	0.65	0.65	0.025	0.643
J48	F1＋F2＋F3	0.77	0.77	0.77	**0.12**	0.753
	F1＋F2＋F3＋F4	0.821	0.82	0.82	0.05	0.808
	F1	0.81	0.81	0.81	—	0.81
	F1＋F2	0.89	0.89	0.89	**0.08**	0.89
SVM	F1＋F2＋F3	0.891	0.89	0.89	0	0.89
	F1＋F2＋F3＋F4	0.891	0.89	0.89	0	0.89

（续表）

分类器	特征集	Precision	Recall	F-Measure	增长率	ROC Area
朴素贝叶斯	F1	0.833	0.82	0.818	—	0.883
	F1+F2	0.854	0.83	0.827	0.009	0.936
	F1+F2+F3	0.882	0.87	0.869	**0.042**	0.942
	F1+F2+F3+F4	0.882	0.87	0.869	0	0.941

选择 SVM 分类器时,分类正确率达到最高值是在句法特征加入后形成的数据集,F-mean 增长率是 8%。随后,即使增加特定内容特征和情感符特征,正确率变化也维持在平稳状态。因此,在 SVM 分类器中,句法特征相对词汇特征对分类正确率有一定提高,剩余特征的贡献很小。

朴素贝叶斯的分类结果与 J48 分类器有些相似,F-mean 的值随着新的特征加入持续增加除了最后一组特征集合。特定内容特征加入后其正确率增长率为 4.2%,比句法特征加入后要高一些(0.9%)。最后一组特征加入后的分类正确率和第三组是一样的,也就是说使用朴素贝叶斯分类器时,情感符特征几乎没有贡献。

4.6　基于 KL 变换的情感相似度计算

本书使用 Karhunen-Loéve 变换(Karhunen-Loéve Transform,KLT)方法处理积极与消极情感文本特征,计算积极和消极文本的平均距离得到情感相似度。KL 变换也被称为霍特林转换,在很多领域广泛应用于数据分析,它是在测量均方差下的最小弯曲转换。正是由于这种特性,KL 变换也被看作是最佳的数据变换方式。Abbasi 使用这种技术来检测电子市场上写作风格的相似度[24]，而且验证了它比其他技术如主成分分析、马尔可夫模型更加优越。因此，本书使用 KL 变换来计算两个糖尿病用户微博的相似度。在 Matlab 中进行 KL 转化操作，可以参考附录 1 的内容。其转换过程包括三个步骤。

1. 设定 ϕ_k 为第 k 个特征值 λ_k 对应的特征向量，其协方差矩阵 Σ_x 为：

$$\Sigma_x \phi_k = \lambda_k \phi_k, \quad (k = 0, \cdots, N-1) \tag{4-5}$$

表示成矩阵形式为：

$$\begin{bmatrix} \cdots & \cdots & \cdots \\ \cdots & \sigma_{ij} & \cdots \\ \cdots & \cdots & \cdots \end{bmatrix} [\phi_k] = \lambda_k [\phi_k], \quad (k = 0, \cdots, N-1) \tag{4-6}$$

2. 由于协方差矩阵是共轭对称矩阵，即 $\Sigma_x = \Sigma_x^{*\mathrm{T}}$，所以其特征向量是正交的。可以构建 $N \times N$ 单位矩阵 Φ，并满足：

$$\Phi^{*\mathrm{T}} \Phi = I \text{ i.e.,} \quad \Phi^{-1} = \Phi^{*\mathrm{T}}$$

则 N 个特征方程 $[\phi_k]$ 可以组合表示为：

$$\Sigma_x \Phi = \Phi \Lambda \tag{4-7}$$

其矩阵形式为：

$$\begin{bmatrix} \cdots & \cdots & \cdots \\ \cdots & \sigma_{ij} & \cdots \\ \cdots & \cdots & \cdots \end{bmatrix} [\phi_0, \cdots, \phi_{N-1}] = [\phi_0, \cdots, \phi_{N-1}] \begin{bmatrix} \lambda_0 & 0 & \cdots & 0 \\ 0 & \lambda_1 & 0 & \vdots \\ \vdots & 0 & 0 & 0 \\ 0 & \cdots & 0 & \lambda_{N-1} \end{bmatrix}$$

$$\tag{4-8}$$

式中，$\boldsymbol{\Lambda}$ 是其对角阵（$\boldsymbol{\Lambda} = \mathrm{diag}(\lambda_0, \cdots, \lambda_{N-1})$），当在公式两边都左乘 $\boldsymbol{\Phi}^{\mathrm{T}} = \boldsymbol{\Phi}^{-1}$，协方差矩阵 $\boldsymbol{\Sigma}_x$ 被对角化为：

$$\boldsymbol{\Phi}^{*\mathrm{T}} \boldsymbol{\Sigma}_x \boldsymbol{\Phi} = \boldsymbol{\Phi}^{-1} \boldsymbol{\Sigma}_x \boldsymbol{\Phi} = \boldsymbol{\Phi}^{-1} \boldsymbol{\Phi} \boldsymbol{\Lambda} = \boldsymbol{\Lambda} \tag{4-9}$$

3. 给定一个向量 x，可以定义一个单位阵，则对 x 的 KL 变换为：

$$\boldsymbol{y} = \begin{bmatrix} y_0 \\ y_1 \\ \vdots \\ y_{N-1} \end{bmatrix} = \boldsymbol{\Phi}^{*\mathrm{T}} \boldsymbol{x} = \begin{bmatrix} \phi_0^{*\mathrm{T}} \\ \phi_1^{*\mathrm{T}} \\ \vdots \\ \phi_{N-1}^{*\mathrm{T}} \end{bmatrix} \boldsymbol{x} \tag{4-10}$$

式中，y_i 是对 x 到 ϕ_i 映射的第 i 个转换向量：

$$y_i = <\phi_i, x> = \phi_i^{\mathrm{T}} x^* \tag{4-11}$$

可以看到，通过这种变换，向量 x 被转换为基向量空间的 N 个特征向量 $\phi_i(i = 0, \cdots, N-1)$ 表示为 N 维空间向量。

两个用户之间的总体相似度是两个样本 y_i 的平均距离之和，利用 KL 变换后的数据计算的平均距离是基于主要特征的相似度。通过计算积极性文本、消极性文本和混合文本的平均距离，本书比较了通过 KL 变换的矩阵和没有变换的矩阵，如图 4-8 所示。从图 4-8 中可以看出，通过 KL 变换后的曲线波动趋势和未变换的曲线波动趋势几乎一样，但通过 KL 变换后的平均距离曲线要比原始数据的曲线低很多。因此，可以说使用 KL 变换技术后的用户相似度是提高的。

在本试验中，分别将用户的积极性文本和消极性文本的距离进行排序，从而得到两个相似度排序列表。因为收集了 50 个用户的文本信息，因而在

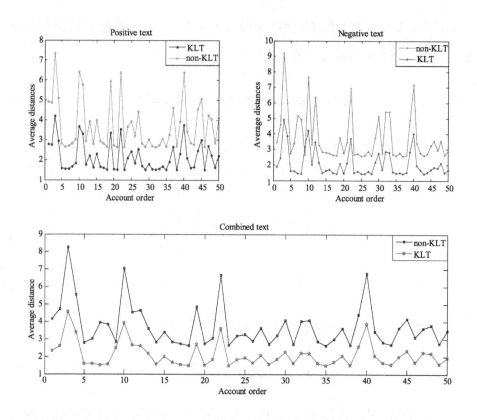

图 4-8　三种 KL 变换和无 KL 变换的平均距离

相似度矩阵中有 100 行数据。通过 KL 变换的积极性文本相似度和消极性文本相似度间的距离用来评价情感相似度的平均精度。为了比较 KL 变换前后的平均精度,选择不同的窗口长度来衡量,如表 4-7 所示。可以看出 KL 变换后的数据在选择窗口内积极和消极相似度同时出现的总和与平均精度比没有 KL 变换的数据都要好很多。对比三种窗口长度,KL 变换后的平均精度的增长率分别为 7.5%、6.9% 和 0.8%,窗口长度越短,KL 变换后的差距也越大。从 KLT20 到 KLT30 数据的平均精度距离差是 8.3%,KLT30 和 KLT40 之间的平均距离差是 14.2%。可以看出,变换处理后的平均精度增长速度是比较快的,因此,这种技术在窗口距离较大时效果更好。

表 4-7　三组情感相似度结果比较

排序数	总和	平均精度	增长率
Non-KLT 20	585	58.50%	—
KLT 20	656	65.60%	7.50%
Non-KLT 30	1 088	72.50%	—
KLT 30	1 109	73.90%	6.90%
Non-KLT 40	1 745	87.30%	—
KLT 40	1 760	88.10%	0.80%

4.7　本章小结

本章首先给出了自然语言处理的主要研究内容,对于其中的情感分析做了介绍,包括情感分类处理和情感相似度计算。结合社交媒体平台的特征,随后介绍了用于情感相似度计算的特征提取,将信息增益与支持向量机结合运用的特征选择。根据微博特征中不同的分类组合对最后的分类进行贡献度分析,找到较优的特征组合。最后,使用 Karhunen-Loéve 变换方法,得到提升情感相似度计算方法。

参考文献

[1] Hearst M. Direction-based text interpretation as an information access refinement [J].
Text-Based Intelligent Systems Lawrence Erlbaum Associates, 1992: 257-74.

[2] Wiebe J M. Tracking point of view in narrative[J]. Computational Linguistics, 1994, 20
(2): 233-87.

[3] Picard R W. Affective computing: Challenges [J]. International Journal of Human-

Computer Studies，2003，59(1/2)：55-64.

［4］Nasukawa T，Yi J. Sentiment analysis：Capturing favorability using natural language processing［C］//K-CAP'03：Proceedings of the 2nd international conference on Knowledge capture. 2003：70-77.

［5］David S，Pinch T J. Six degrees of reputation：The use and abuse of online review and recommendation systems［J］. SSRN Electronic Journal，2006.

［6］Pang B，Lee L. Opinion mining and sentiment analysis［J］. Foundations and Trends® in Information Retrieval，2008，2(1-2)：1-135.

［7］Dang Y，Zhang Y L，Chen H. A lexicon-enhanced method for sentiment classification：An experiment on online product reviews［J］. IEEE Intelligent Systems，2010，25(4)：46-53.

［8］Pang B，Lee L，Vaithyanathan S. Thumbs up?：sentiment classification using machine learning techniques［C］//Proceedings of the ACL-02 conference on Empirical methods in natural language processing — EMNLP'02. Not Known. Morristown，NJ，USA：Association for Computational Linguistics，2002.

［9］Zhou L N，Chaovalit P. Ontology-supported polarity mining［J］. Journal of the American Society for Information Science and Technology，2008，59(1)：98-110.

［10］Zheng R，Li J X，Chen H，et al. A framework for authorship identification of online messages：Writing-style features and classification techniques［J］. Journal of the American Society for Information Science and Technology，2006，57(3)：378-393.

［11］Hua G Y，Sun Y J，Haughton D. Network analysis of US air transportation network ［M］// Memon N，Xu J J，Chen H，et al. Data Mining for Social Network Data. ［S.l.］：Springer，2010：75-89.

［12］Khan K，Baharudin B B，Khan A，et al. Mining opinion from text documents：A survey ［C］//2009 3rd IEEE International Conference on Digital Ecosystems and Technologies. Istanbul，Turkey. IEEE，：217-222.

[13] Tanev H, Pouliquen B, Zavarella V, et al. Automatic expansion of a social network using sentiment analysis [M]// Memon N, Xu J J, Chen H, et al. Data Mining for Social Network Data. [S.l.]: Springer, 2010: 9-29.

[14] Ma H, Zhou T C, Lyu M R, et al. Improving recommender systems by incorporating social contextual information[J]. ACM Transactions on Information Systems, 2011, 29 (2): 1-23.

[15] Yang J, Hou M, Wang N. Recognizing sentiment polarity in Chinese reviews based on topic sentiment sentences [C]//Proceedings of the 6th International Conference on Natural Language Processing and Knowledge Engineering (NLPKE-2010). Beijing, China. IEEE, : 1-6.

[16] Koppel M, Schler J. The importance of neutral examples for learning sentiment[J]. Computational Intelligence, 2006, 22(2): 100-109.

[17] Bermingham A, Smeaton A F. Classifying sentiment in microblogs: Is brevity an advantage? [C]//CIKM'10: Proceedings of the 19th ACM international conference on Information and knowledge management. 2010: 1833-1836.

[18] Go A, Huang L, Bhayani R. Twitter sentiment analysis [J]. Entropy, 2009, 17.

[19] Tang H F, Tan S B, Cheng X Q. A survey on sentiment detection of reviews[J]. Expert Systems With Applications, 2009, 36(7): 10760-10773.

[20] Wu H H, Tsai A C R, Tsai R T H, et al. Sentiment value propagation for an integral sentiment dictionary based on commonsense knowledge [C]//2011 International Conference on Technologies and Applications of Artificial Intelligence. Chung Li, Taiwan, China. IEEE, : 75-81.

[21] Turney P D, Littman M L. Measuring praise and criticism[J]. ACM Transactions on Information Systems, 2003, 21(4): 315-346.

[22] Hassan A, Radev D. Identifying Text Polarity Using Random Walks[C]//Proceedings of the Proceedings of the 48th Annual Meeting of the Association for Computational

Linguistics. Stroudsburg: Association for Computational Linguistics, 2010.

[23] de Marneffe M-C, Manning C D, Potts C. "Was It Good? It Was Provocative." Learning the Meaning of Scalar Adjectives [C]//Proceedings of the Proceedings of the 48th Annual Meeting of the Association for Computational Linguistics. Uppsala: Association for Computational Linguistics,2010:167-176.

[24] Abbasi A, Chen H, Nunamaker J F. Stylometric identification in electronic markets: Scalability and robustness [J]. Journal of Management Information Systems, 2008, 25 (1): 49-78.

[25] Baayen H, van Halteren H, Neijt A, et al. An Experiment in Authorship Attribution [C]. [S. l.]: the 6th International Conference on the Statistical Analysis of Textual Data, 2002.

[26] Thet T T, Na J C, Khoo C S G. Aspect-based sentiment analysis of movie reviews on discussion boards[J]. Journal of Information Science, 2010, 36(6): 823-848.

[27] Li J X, Zheng R, Chen H. From fingerprint to writeprint[J]. Communications of the ACM, 2006, 49(4): 76-82.

[28] Lezcano L, García-Barriocanal E, Sicilia M A. Bridging informal tagging and formal semantics via hybrid navigation[J]. Journal of Information Science, 2012, 38 (2): 140-155.

[29] de Vel O, Anderson A, Corney M, et al. Mining e-mail content for author identification forensics[J]. ACM SIGMOD Record, 2001, 30(4): 55-64.

[30] Pandey V, Iyer C. Sentiment Analysis of Microblogs [J/OL].[2010-11-29].http://www.stanford.edu/class/cs229/proj20 09/PandeyIyer.pdf.

[31] Patodkar V N, Sheikh I R. Twitter as a corpus for sentiment analysis and opinion mining [J]. International Journal of Advanced Research in Computer and Communication Engineering,2016,5(12).

[32] Abbasi A, Chen H, Salem A. Sentiment analysis in multiple languages[J]. ACM

Transactions on Information Systems，2008，26(3)：1-34.

[33] Kouloumpis E，Wilson T，Moore J. Twitter Sentiment Analysis：The Good the Bad and the Omg[C]. Barcelona：the Fifth International AAAI Conference on Weblogs and Social Media，2011.

[34] Huang C L，Wang C J. A GA-based feature selection and parameters optimizationfor support vector machines[J]. Expert Systems With Applications，2006，31(2)：231-240.

[35] Chang C C，Lin C J. Libsvm[J]. ACM Transactions on Intelligent Systems and Technology，2011，2(3)：1-27.

[36] Bataineh B，Abdullah S N H S，Omar K，et al. Adaptive tresholding methods for documents image binarization [M]//Pattern Recognition. [S.l.]：Springer.，2011：230-239.

第 5 章

社交化网络模型构建与
用户连接预测

5.1　网络参数分析

（1）度

结点的度(degree)是与一个结点相连的边的数目,结点 v_i 的度通常用 d_i 表示。特别地,对于有向图,结点有入度和出度之分。入度是指向该结点的边,用 d_i^{in} 表示;出度是从该结点指出的边,用 d_i^{out} 表示。社会网络中结点度通常是指一个人的朋友数量,因此朋友数量的分布也就是网络的度分布,通常情况下网络中的结点度满足幂律分布,称作无标度网络(Scale-Free Network)。

（2）最短路径

通路是依次遍历相邻边产生的边序列,如果通路经过的结点和边均没有出现重复,则称之为路径。路径长度是两个结点之间的距离,最短路径是一个结点到其他所有结点的最短距离。对于图而言,图中任意两个结点之间最短路径的最大值即是该图的直径,可用于判断该图交互的紧密程度,从而演化出了图论研究中的经典算法问题——最短路径问题。

在真实世界网络中,任意两个结点通常通过一条比较短的路径进行连接,换句话说,平均路径的长度较短,这就是著名的小世界理论。20 世纪 60 年代,Stanley Milgram 做了著名的小世界实验,他通过邮件联系目标人,证明只需要五个中间人就可以连接世界上任意两个互不相识的人(即六度分割理论)。类似地,我们在很多社会网络中也发现实际的平均路径长度较短的现象。

（3）聚类系数

在图论中,聚类系数是用来描述一个图中的顶点汇集成团的程度的系数,能够反映一个图中结点的传递性(Transitivity),即一个点的邻接点之间相互连接的程度。聚类系数分为整体与局部两种。整体聚类系数基于结点三元组进行计算，可以给出一个图中整体的集聚程度的评估；而局部聚类系数着眼于结点及其邻居结点，可以测量图中每一个结点附近的集聚程度。在真实世界的社会网络中，朋友关系是高度可传递的。换句话说，一个人的朋友往往彼此也是朋友，这些朋友关系构成了在社交网络中会频繁观察到的三元朋友关系。这些三元朋友关系导致网络具有较高的平均（局部）聚类系数。若一个人的联系结点之间无连接就形成了结构洞（Structural Hole），则这个人可以通过他的朋友相互之间信息不对称获得信息价值或利益。

（4）中心性

若网络中某个结点具有连接的显著性，能够引起其他结点的关注，则无向图中称为中心性，有向图中称为声望。网络中心性是为了识别社会网络中"最重要的"角色而提出的计算方式，主要有三种：度中心性（Degree Centrality）、接近中心性（Closeness Centrality）和中介中心性（Betweenness Centrality）。

度中心性是通过结点连接的边数来体现某结点的重要性，度数越大，中心性越大，对于有向图可以加总出度和入度。对于大小不同的网络图来说，通过度最大值或度总数来进行归类，能够比较不同图的结点之间的重要性。用矩阵表示圆时，可以通过特征根中心性（Eigenvector Centrality）衡量，其结果能够体现某个结点有重要影响力朋友的重要性，不是朋友越多影响力越大，而是有重要影响力朋友时影响力越大。其演化出 PageRank 算法：有重要影响力且有出度的结点能够带来重要的影响力。

接近中心性是衡量一个网络中某结点到达其他结点的速度。越处在网络中心的位置越能快速连通网络其他结点。其指标是最短路径平均值的倒数。

中介中心性是衡量结点在连接其他结点时的重要性,即结点处在最短路径上的次数。处在其他结点连接的最短路径上越多,这个结点发挥的中间性就越多,其中介中心性就越大,表明它在信息传播时发挥的作用越大。

（5）网络模型

为了能经济科学的衡量真实世界的网络,我们希望通过模型来刻画众多的社会网络,其好处是可以通过具体的数学解释来更好地理解真实世界的网络,以及当真实世界的网络不可获得时,我们可以在仿真网络上进行控制性实验。通过发现的一些通用的特性来分析模拟网络,从而大大减少数据收集和网络构建的成本,使得分析结果具有普适性。要刻画真实世界网络,就要发现真实世界网络的特性,然后通过模型进行仿真。

真实世界网络中具有三个特征:幂率分布、聚类系数高和平均最短路径小。城市人口分布、财富分布、社会媒体、用户活跃度、商品价格分布都呈现幂率特征或长尾分布（Long Tail Distribution）;社交媒体 Facebook 和 Twitter 上的用户聚类系数都是大于 0.1 的,属于高聚类系数的网络;社交媒体上的平均最短路径长度在 5 左右,如图 5-1 所示是2013 年 Facebook 上的谣言传播路径。近年来随着网络扩大,平均最短路径还在进一步缩短。

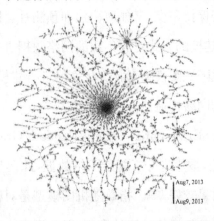

图 5-1　2013 年 Facebook 平台上的谣言传播路径

　　为了刻画真实网络的这些属性,学者们构建了几种网络模型来分析,随机网络模型、小世界网络模型和优先链接机制模型是经常使用的模型,但每个模型都不能完全刻画三种属性。其中,随机网络模型能够较好地刻画平均最短路径,但不具有度的幂率特征,网络聚类系数过小;小世界网络模型在平均最短路径和聚类系数上符合真实世界网络,但未能反映度的幂率分布;优先链接机制网络能够刻画度的幂率分布,也能够满足平均最短路径较短的特性,但是网络聚类系数不够高。因此,还需要改进模型以对真实网络进行刻画。

5.2　随机指数图模型

　　一般性的社会网络分析不能够提供清晰的网络结构,因此需要更加复杂的网络分析方法。如何描述、建模和预测复杂网络动态变化尤为迫切和重要。之前对网络随时间变化的研究相对简单,学者们多采用拓扑结构统计来体现,如平均度和聚类系数变化。但在实际网络研究中,有很多是无标度拓扑结构,这些网络中的度分布符合幂律分布,并存在优先链接机制。这些规律在动态演变中是否保持不变,又如何构建和预测社会网络的动态结构面临更多挑战,使用网络建模的方式对收集到的网络数据进行分析是一种可行的方法。本章利用指数随机图模型对社交化网络进行建模分析,尝试通过这种方法发现其中复杂的网络构造。

　　指数随机图模型(Exponential-Family Random Graph Models,ERGM)也被称作 $p*$ 级模型,被用来分析复杂网络数据,此模型结构在很多人类社会网络结构中表征效果较好[1-3]。指数随机图模型是对社会网络的估计参数效果和仿真特征效果进行评价的统计模型,以此用来决定存在有关系的数据结构中的复杂影响因素。同时,它提供一种弹性框架表示这些因素,并能够给出对不同模型的合理解释。指数随机图模型分为三个步骤来完成:模型参数估计、模型仿真和模型评价。它不仅给出模型的依赖假设,也估计出各种结构的参数值,找到模型的最佳拟合,最后是对社会网络动态结构的拟合和对趋势的预测,因此,指数随机图模型是一个非常好的分析、仿真和可视化微博网络数据的方法。本书使用指数随机图模型找到微博网络中的依赖假设结构及其参数,建立一种模型代表整个网络结构及其发展。

为了更好地理解网络结构,既需要掌握网络的静态结构,更需要分析网络的动态变化。指数随机图模型能够揭示潜在的变量和因素,解释随着时间变化的动态网络构成[4],可通过观察网络中不同的构造,运用各种参数估计方法得到网络中变量系数,一般表达形式如下:

$$\Pr(Y=y) = \left(\frac{1}{k}\right) \exp\left\{\sum_A \theta_A g_A(y)\right\} \tag{5-1}$$

式中,k 是为了保证方程符合概率分布的正常化数值;

θ_A 是网络中 A 型结构的系数;

$g_A(y)$ 是子图 A 在图形 y 中的网络统计次数,如果结构 A 在网络 y 中被检测到,则 $g_A(y)=1$;否则为 0;

$\sum_A \theta_A g_A(y)$ 是 A 型结构的总和。

5.2.1 微博网络 ERGM 模型构建

针对具体网络进行模型分析,本章选择新浪微博中糖尿病网络为例。本书从微博上收集了关于糖尿病主题的数据,收集时间从 2009 年 8 月(新浪微博发布日期)到 2012 年 4 月。为了揭示随着时间而变化的网络,按照年代分别从数据库中提取,然后按照将新数据加入原有数据集的方式形成了 4 组数据,即 2009 年数据集、2009 年至 2010 年数据集、2009 年至 2011 年数据、2009 年至 2012 年数据集。本书利用指数随机图模型对每个网络数据进行建模,然后比较不同网络数据的变化和发展趋势。

由于 R 工具处理数据时候有内存限制,因此,在使用指数随机图模型前,需要通过限制用户微博数、粉丝数和关注数调整网络数据大小。2009 年数据集和调整后的 2009 年至 2010 年数据集、2009 年至 2011 年数据集合 2009 年至 2012 年数据集被命名为数据集 1~4,做出的网络结构图如图5-2 (a)、(b)、(c)和(d)所示。针对 R 的程序包"statnet"包含了"ergm"包,不仅能够对网络图进行作图,而且可以使用"ergm"命令拟合指数随机图模型,使用"simulate"从拟合的图模型中仿真网络,使用"gof"来评估模型拟合度的效果。对于本书中使用的 R 语言的各种命令和操作可以见附录2,其中"%"后面的描述是对每种操作的解释,">"后面的内容是在 R 中输入的内容。

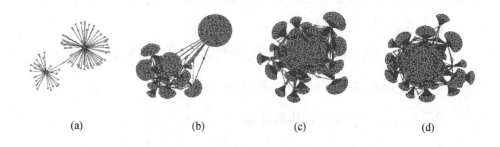

(a)   (b)   (c)   (d)

图 5-2   四种数据集时间演化的网络结构

从指数随机图模型构建来看,在一个网络中,子图是网络的度量指标。模型中边这一指标是为了衡量网络的连接性,几何加权智能边重合点对(Geometrically Weighted Edge-wise Shared Partner,GWESP)、相互边(Mutual)和三角形(Triangle)指标分别用来衡量局部聚类性能、相互关系影响和传递性[5]。这些指标构成了微博糖尿病网络的指数随机图模型框架，即：

$$P(Y=y)=\frac{1}{k(\theta)}\exp\{\theta_1 Edges(y)$$

$$+\theta_2 Mutual(y)+\theta_3 GWESP(y)+\theta_4 Triangle(y)\} \quad (5\text{-}2)$$

5.2.2　基于 ERGM 模型的参数估计

本书利用基于 ERGM 模型来拟合一个指数随机图模型并得到 θ_1，θ_2，θ_3 和 θ_4 的参数估计值。如果一个给定的 θ 值是比较大的正值，那么这个指标是可以比较显著观察到的，而且在解释网络结构中起到相当重要作用；相反，如果一个给定的 θ 值是比较大的负值，这一指标在网络中也占据重要地位但不是普遍存在的。同时，标准差、马尔科夫链蒙特卡罗标准差和 p 值是模型是否选择此指标的标准。显著的 p 值显示参数估计值 θ 对应的指标可以被看作适合模型。本书计算四种微博网络数据集的蒙特卡罗极大似然估计（Monte Carlo MLE）结果如表 5-1 所示。

表 5-1　四种微博数据集的蒙特卡罗极大似然估计结果

指标		估计值	标准差	MCMC s.e.	p-value
模型 1	边	−11.079 0	0.112 4	NA	<1e−04 ***
	相互边	7.690 4	1.311 6	NA	<1e−04 ***
	重合点对	8.638 7	0.000 0	NA	<1e−04 ***
	三角形	−Inf	NA	NA	NA

（续表）

指标		估计值	标准差	MCMC s.e.	p-value
模型 2	边	$-10.884\ 7$	0.018 8	0	$<1e-04$ ***
	相互边	14.387 6	6.903 8	0	0.037 16 *
	重合点对	11.354 0	4.034 9	0	0.004 89 **
	三角形	2.378 0	1.280 50	0	0.063 30
模型 3	边	$-9.618\ 0$	0.008 0	1	$<1e-04$ ***
	相互边	6.766 5	0.530 3	5	$<1e-04$ ***
	重合点对	0.803 5	1.002 7	4	0.423
	三角形	0.168 9	0.589 9	4	0.775
模型 4	边	$-9.669\ 1$	0.121 5	0.017	$<1e-04$ ***
	相互边	7.221 0	3.176 8	21.047	0.023 *
	重合点对	0.817 8	0.025 9	0.054	$<1e-04$ ***
	三角形	0.072 0	0.002 8	0.001	$<1e-04$ ***

显著性代码：" *** "；$p<0.001$；" ** "：$0.001<p<0.01$；" * "：$0.01<p<0.05$.

从表 5-1 中可以看出拟合结果和几个特殊现象。首先，模型的边在四个数据集上是负的较大值，因此可以说边在模型中起到重要作用，但是边连接不是十分完全，即边的连接的可能性还有很大增加空间。相互边指标是正的较大值，尤其是在模型 2 中，可以看出此指标在网络结构中是普遍的，起到重要作用，而且它的参数估计值在所有模型中都是显著的。其次，为了更好地获得拟合模型，和 GWESP 相关的参数 τ 设置为 0.5，这一指标仅在模型 1 和模型 2 中是正的较大值，参数估计值也是显著的。尽管 GWESP 参数估计值在数据集 4 上是显著的，但其值较小意味在网络中不常见。这一指标在模型 3 上的 p 值是不显著的，因此在模型 3 中不能选择此指标。最后，三角关系在网络 1 结构中没有，这从图 5-2(a) 中可以看到，即模型 1 的三角关系指标

是不存在的。其模型 2 和模型 3 的 p-value 值是不显著的;模型 4 的 p-value
值反映出是显著的,但是从参数估计值看出是非常小的值,因而在模型中没
有发挥重要作用。所以,三角关系在 4 个模型中是不明显的,在以后的变化
中,在模型中现有的点之间建立连接的可能性是很大的。

5.2.3　基于 ERGM 模型的仿真

为了定量比较利用模型生成的网络结构和原有网络的相似性,本书利用
基于马尔科夫链蒙特卡罗方法的(MCMC)指数随机图模型,使用"simulate"
命令根据模型生成 4 个仿真网络。为了比较原有数据集和仿真网络,选择
10 个统计数据,即边、相互边、0~3 入度、1~3 出度、三角形。由于数值限制
以及更高入度、出度值减少,本书将其更高度分布忽略。通过表 5-2 的原始
数据集和仿真网络比较可以发现哪组数据集仿真较好。如果是对 10 个统计
指标一一比较,可以看出在度分布上包括入度 1 和 2、出度 1 和 2 的仿真值和
原始数据集存在较大差值。但是,这种参数逐一比较不是一种好的方法。

本书将数据集中的 10 种统计值和仿真网络看作是两种向量形式,然后
使用余弦计算结果衡量它们的相似度,4 组数据集和仿真网络的相似度分别
为99.95%、98.68%、98.69%和 99.98%。可以从表 5-2 中看出,相比其他三
组相似度,第 4 组仿真网络和它对应的数据网络比较相似。数据集 2 和数据
集 3 与它们的仿真网络在入度 1、入度 2、出度 1 和出度 2 的差距较大,因此
它们的余弦相似度分别是 98.68%和98.69%。虽然低于第一组和第四组的
值,但由于都大于 98%,已经是比较高的相似度水平。由以上分析可知,本
书利用指数随机图模型生成的仿真网络对微博数据动态分析有较好的仿真
性能。

表 5-2　仿真网络和数据集的构造比较

项目	边	相互边	孤立点	入度1	入度2	入度3	出度1	出度2	出度3	三角形
数据集1	81	1	2 235	27	0	0	52	1	0	0
网络1	87	1	2 178	85	1	0	83	2	0	0
数据集2	4 412	38	14 610	277	18	2	3 659	144	27	71
网络2	4 437	38	12 245	2 283	264	13	3 180	453	44	125
数据集3	18 078	789	12 636	1 959	178	62	9 839	1 088	338	9 031
网络3	18 541	789	10 156	3 798	733	142	7 219	2 380	565	8 601
数据集4	18 682	851	12 845	2 083	182	63	10 063	1 131	357	9 397
网络4	18 713	851	12 564	2 307	233	64	9 676	1 348	366	9 319

5.2.4　基于 ERGM 模型的拟合度分析

只通过几组参数对比仿真网络和原始网络的结果价值有限的,为了比较关心的统计量的所有分布情况,本书在 R 中运行"gof"命令对一些通用网络指标分布进行拟合度分析并自动进行可视化。本书选取三种指标的分布作图:测量路径分布(对每个 k 值,任何两个点之间的最短路径长度是 k)、基于边的点与点分布(对每个 k 值,两个朋友正好有 k 个共同朋友的数量)和三联体分布(3 个点集存在 0、1、2、3 个边的比例,对于有向网络来说,三联体有 16 组分类,而不像无向网络中只有 4 组分类)。

当参数值显示只有一个或者两个图有非零概率时,普遍存在模型退化问题[4]。模型 1 就存在模型退化问题,此实验不能得到后两个分布图,只能得到测量路径分布拟合图,如图 5-3 所示。其他三组模型不存在这种现象,因此,本书做出了模型 2 和模型 3 的拟合度诊断分析图,分别如图 5-4、图 5-5 所示。在这些图中,纵轴是相关频率值的对数值,盒状图总结了从极大似然估计出的仿真网络的统计值分布,每个图中的实线代表观测到的网络指标值。

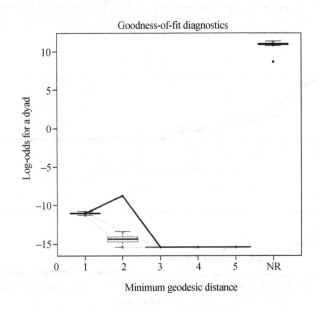

图 5-3　模型 1 的测量距离拟合度

距离是一个全局性网络特性,它被用来衡量观测值和仿真分布有多大程度的匹配。如图 5-4、图 5-5,可以看到模型 1、模型 3 在拟合测量距离分布上表现很差。图 5-4 的上半图显示了指数随机图模型生成的网络在测量距离分布上比其他三个模型要好,这也就意味着对于模型 2 来说,伴随最短连接路径长度的从 1 到 15 点与点的比例观测值和仿真出来的十分相似。对于局部效应来说,对应数据集 2 和数据集 3 的模型 2 和模型 3 在反映基于边连接的共享伙伴关系时是非常有效的。因此,知道连接两个结点的边共享 i 个邻居在模型 2 和模型 3 是十分普遍的,但这一结论无法从图 5-3

（b）和（c）中观察到。

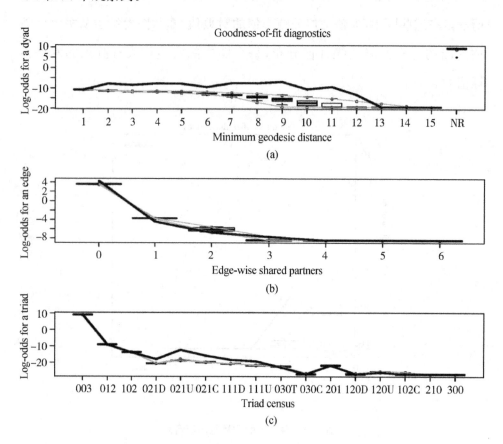

图 5-4　模型 2 的测量距离、基于边的点对和三联体拟合度

这种情况在模型 3 对三联体分布的图形分析时也同样出现了。不过，相对于模型 3 对微博网络上的三联体分布刻画，模型 2 的拟合度则更好，从图5-4 中可以看出仿真曲线和观测曲线几乎重合。因此，可以说在有向网络16 种分类下的 3 结点集合的不同存在形式比例在模型 3 中的观察值要比仿真值多一些，而在模型 2 中，3 结点集合比例仿真值和观测值是接近的。因此在模型 2 中采用此指标是更加合理的。

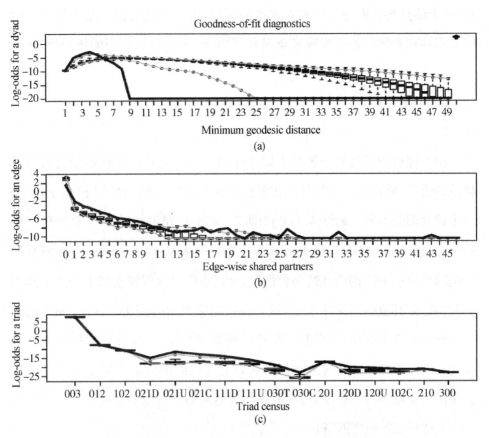

图 5-5　模型 3 的测量距离、基于边的点对和三联体拟合度

5.3　基于 ERGM 模型的用户连接预测

本章构建了糖尿病微博社会网络的 ERGM 模型,并得到了各个构造
(Configuration)的参数估计值。因此,本书可以利用 ERGM 模型预测网络
中未连接的两点能否建立连接关系。由于,ERGM 模型是一种统计模型,得
到的是两结点连接的概率,因此,通过假定的构造图形,可以预测网络的动态
演变。对修正情感相似度给出的 Top N 个用户,可以通过 ERGM 模型给出

这 N 个结点与被推荐用户建立连接的概率,进一步使得推荐结果综合了网络动态结构和情感相似度等多重因素,并重新给出 Top N 个的推荐顺序。

5.3.1 参数说明

指数随机图模型的一般形式如式(5-1)所示,它是计算模型中含有各种构造的概率,通过优化迭代计算出最优的模型参数。在 ERGM 模型中,对于一个社会网络中的一对结点 (i, j) 而言,$g_A(y)$ 是网络子图 A 在图形 y 中的网络统计次数,如果构造 A 在网络 y 中被检测到,则 $g_A(y)=1$;否则为 0。正是因为模型中的构造有这两种情况,所以本书可以假设模型中若产生其中一种构造而其他构造保持不变,最后将引起概率发生变化。同样,如果网络中的结点对发生变化,也引起网络中的构造发生变化,导致最后的概率发生变化。根据网络结点对建立连接和未建立连接时的概率差值就可预测结点连接的可能性。为了方便,对在后续计算遇到的参数做如下说明:

y 是指实际观察网络;

Y_{ij} 是指 ERGM 构建的网络结构,其值为 0 或 1;

y^c_{ij} 是指除 (i, j) 以外所有观察网络 y 中构造存在的状态;

y^1_{ij} 是指和 y 相同的网络,且 $Y_{ij}=1$;

y^0_{ij} 是指和 y 相同的网络,且 $Y_{ij}=0$。

5.3.2 公式推导

在 $Y^c_{ij}=y^c_{ij}$,$y^c_{ij}=0$ 或 $y^c_{ij}=1$ 的条件下,根据 ERGM 模型的一般形式,本书可以对比某一种结构发生变化前后的概率变化。

$$\frac{\Pr(Y_{ij}=1 \mid Y_{ij}^e=y_{ij}^e)}{\Pr(Y_{ij}=0 \mid Y_{ij}^e=y_{ij}^e)} = \frac{\exp\{\sum \theta_A g_A(y_{ij}^1)\}}{\exp\{\sum \theta_A g_A(y_{ij}^0)\}}$$

$$= \exp\{\sum \theta_A [g_A(y_{ij}^1) - g_A(y_{ij}^0)]\} \quad (5\text{-}3)$$

等式两边取对数：

$$\log\frac{\Pr(Y_{ij}=1 \mid Y_{ij}^e=y_{ij}^e)}{\Pr(Y_{ij}=0 \mid Y_{ij}^e=y_{ij}^e)} = \sum \theta_A [g_A(y_{ij}^1) - g_A(y_{ij}^0)] \quad (5\text{-}4)$$

等式右边因为 (i,j) 连接变化，所以网络中构造变化统计量发生变化，用 $\Delta(y)_{ij}$ 表示，式(5-4)可以变为，

$$\frac{\Pr(Y_{ij}=1 \mid Y_{ij}^e=y_{ij}^e)}{\Pr(Y_{ij}=0 \mid Y_{ij}^e=y_{ij}^e)} = \exp\left(\sum \theta_A \Delta(y)_{ij}\right) \quad (5\text{-}5)$$

为了表示网络构造变化后的概率，需要将概率表示形式做进一步变化，即 $\Pr(Y_{ij}=0 \mid Y_{ij}^e=y_{ij}^e) = 1 - \Pr(Y_{ij}=1 \mid Y_{ij}^e=y_{ij}^e)$。 因此：

$$\frac{\Pr(Y_{ij}=1 \mid Y_{ij}^e=y_{ij}^e)}{1 - \Pr(Y_{ij}=1 \mid Y_{ij}^e=y_{ij}^e)} = \exp\left(\sum \theta_A \Delta(y)_{ij}\right)$$

$$\Leftrightarrow \Pr(Y_{ij}=1 \mid Y_{ij}^e=y_{ij}^e) = \frac{\exp\left(\sum \theta_A \Delta(y)_{ij}\right)}{1 + \exp\left(\sum \theta_A \Delta(y)_{ij}\right)} \quad (5\text{-}6)$$

这样就推导出基于 θ 和构造变化统计量 $\Delta(y)_{ij}$ 的结点对 (i,j) 发生变化时的条件概率。

5.3.3　连接预测示例

为了能够将此算法过程更具体化，下面对糖尿病网络的实际网络示举一

个简单例子。假定一对结点 (i,j) 未连接,在原有的 ERGM 模型中,Edges、Mutual 和 GWESP 三种构造的参数估计值分别是 -11.08、7.69 和 8.64。当结点 i 和 j 建立连接后,引起 Edges 和 GWESP 两种构造发生改变。则构造统计量计算方法为:

$$\sum \theta_A [g_A(y_{ij}^1) - g_A(y_{ij}^0)] = -11.08(1-0) + 7.69(0-0) + 8.64(1-0)$$
$$= -2.44$$

那么结点对 (i,j) 发生的概率为:

$$\Pr(Y_{ij}=1 \mid Y_{ij}^e = y_{ij}^e) = \frac{\exp\left(\sum \theta_A \Delta(y)_{ij}\right)}{1 + \exp\left(\sum \theta_A \Delta(y)_{ij}\right)} = \frac{\exp(-2.44)}{1 + \exp(-2.44)} = 0.08$$

若由于结点 i 和 j 的连接引起三种构造均发生变化。则:

$$\sum \theta_A [g_A(y_{ij}^1) - g_A(y_{ij}^0)] = -11.08(1-0) + 7.69(1-0) + 8.64(1-0)$$
$$= 5.25$$

$$\Pr(Y_{ij}=1 \mid Y_{ij}^e = y_{ij}^e) = \frac{\exp\left(\sum \theta_A \Delta(y)_{ij}\right)}{1 + \exp\left(\sum \theta_A \Delta(y)_{ij}\right)}$$
$$= \frac{\exp(5.25)}{1 + \exp(5.25)} = 0.995$$

通过计算可以得到观察网络 y 中结点对 (i,j) 建立连接的条件概率。通过修正情感相似度给出的 Top N 个推荐,本书利用 ERGM 模型计算当前网络条件下用户与这 N 个用户建立连接的条件概率,进一步调整排序,给出最后的推荐。

本书利用 ERGM 模型中结点发生连接而会产生构造变化这一假设,计算出未连接结点间建立连接的概率,进而给出用户推荐的概率,形成了最基本的推荐列表(图 5-6)。

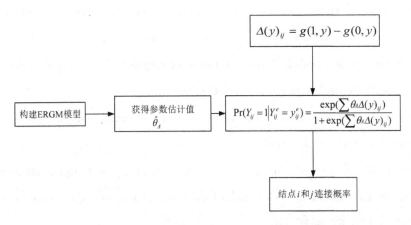

图 5-6　基于 ERGM 模型的未连接结点连接概率的预测流程

5.4　本章小结

本章首先介绍了社会网络分析中的静态指标分析的相关知识,然后运用动态分析的指数随机图模型研究不同时期的微博网络中存在的各种结构,并针对糖尿病微博网络建立了结构模型。随后,本书通过参数估计方法得到模型参数,并选取 10 种网络结构特征仿真。对利用模型仿真的网络和原始网络进行对比,发现四种网络仿真能够很好地模拟原有网络,其相似度分别达到 99.95%、98.68%、98.69% 和 99.98%。通过拟合度分析来评价模型建立中的可衡量的三种统计量能否较好地拟合原始网络的结构演化,从而展示微博社会网络结构的动态变化趋势。在此基础上,本章利用 ERGM 模型中结点发生连接而会产生构造变化这一假设,计算出未连接结点间建立连接的概率,进而给出用户推荐的概率,形成了基本的推荐列表。

参考文献

[1] Robins G，Pattison P，Kalish Y，et al. An introduction to exponential random graph (p*) models for social networks[J]. Social Networks，2007，29(2)：173-191.

[2] Cranmer S J，Desmarais B A. Inferential network analysis with exponential random graph models[J]. Political Analysis，2011，19(1)：66-86.

[3] Caimo A，Friel N. Bayesian inference for exponential random graph models[J]. Social Networks，2011，33(1)：41-55.

[4] Robins G，Pattison P，Wang P. Closure，connectivity and degree distributions：Exponential random graph (p*) models for directed social networks[J]. Social Networks，2009，31(2)：105-117.

[5] Robins G，Snijders T，Wang P，et al. Recent developments in exponential random graph (p*) models for social networks[J]. Social Networks，2007，29(2)：192-215.

第 6 章

社会化影响力
与社会化推荐系统

6.1　社会化推荐系统

随着 Web 2.0 的发展,社会化媒介不断演进和流行,每天几百万人次的访问量使得社会化平台成为人们网上活动的主要场所。在社交化平台环境中,用户可以根据个人爱好,寻找感兴趣的用户,通过加关注的形式形成好友或者粉丝关系,建立了复杂的在线社会网络。好友间能够交互评论,及时在线发表观点,使得文本信息量非常丰富。

复杂的关系网络和海量的文本信息自然带来信息过载问题。这时,个性化推荐系统被顺势用来处理社会化媒介中的挑战。与传统推荐不同的是,推荐系统与社会化媒介之间相互促进。一方面,社会化媒介为传统推荐系统带来了更多的信息,比如个人标签、发布文本、社会关系等。另一方面,社会化推荐系统在处理社会化媒介网站上的海量信息有自身优势,能在一个社会化媒介网站的应用是否吸引用户上发挥关键作用[1]。

由于推荐环境和要解决问题的变化,推荐系统应用到社会化媒体中,更多的是利用社会网络结构和社交化平台的短文本内容来提高推荐精度,从而形成了社会化推荐系统。对于社会化推荐系统的定义,一些学者也应用角度和技术层面给出了自己的观点。

Siersdorfer 等认为社会化推荐是在社会环境中为用户预测其所需的内容,即"Social recommender systems that predict the utility of items, users, or groups based on the multi-dimensional social environment of a given user"[2]。而被大家广泛接受的观点和框架是由学者 Ido Guy 提出的,他认为:"Social Recommender Systems（SRSs）aim to alleviate information overload over social media users by ……"[1]，即社交推荐系统旨在通过各种算法和技术帮助社交媒体用户解决信息过截问题。Arazyet 等[3]、Victor 等[4]、Groh 等[5]、Shokeen 和 Rana 等人也提出了社会化推荐系统的概念，并试图建立一套社会化推荐系统框架。总结前人看法，社会化推荐系统是针对 Web 2.0 技术的平台，用户间可以交互，形成了社会网络图谱，交互的文本能够传递更多的有用信息。因此，本书认为社会化推荐系统是在社会化媒体平台上，运用社会网络分析和社会文本过滤技术进行推荐的系统。

6.1.1　社会网络结构分析在推荐系统中的应用研究

社会化媒介的发展给推荐系统引入了更多的社会网络关系。传统推荐系统中，由于很多用户信息不完整造成了数据稀疏性问题，甚至一个新的用户进入产生冷启动的问题。社会网络分析能够对社会化媒介中的关系进行网络拓扑分析，根据网络结点之间联系的远近设置不同权重[6-9]。社会网络结构中的信息能够扩散是基于社会心理学中人和人之间的信任，即信任的朋友关系网络[8, 10]。信任的朋友的意见能够影响个体决策，朋友信息的推荐能够解决数据稀疏问题，这使得很多学者把社会网络特征加入个性化推荐时候，通过创建图模型结构来衡量用户与用户间信任的大小[1, 3, 11]。Web 2.0 的出现带动社会网络网站不断出现，如 Facebook、Bebo 和 Twitter，以及中国的如 Renren.com 和 weibo.com。这些社会网络结构网站的出现给研究者提供了研究平台和研究数据，将社会网络信息加入推荐系统的研究也在进一步增加。

Perugini 等从网络连接的角度对推荐系统做了综述研究，他们认为推荐过程中本身就固有的包含了社会因素。推荐系统直接或者间接地通过用户模型将人与人连接在一起，潜在地从数据中建立的联系形成了隐形关系，直接地通过朋友建立的连接形成了显性关系。因此，从这个角度看，推荐系统是以连接为中心的用户模型推荐[12]。很多学者研究了基于社会网络的推荐系统，并提出了不同的社会网络推荐算法，如 SoNARS[7]、GLOSS[13]、社会网络协同过滤（2008，2013）[14-15]等。他们的工作主要是结合社会网络结构分析建立的可靠关系和弱连接关系，引入可以使用的朋友信息以补充他的个人全部信息（profile），从而改进原有的推荐系统[8, 16-17]。

可靠性的社会关系是建立网络连接并能够做推荐的前提，这种前提假设的理论基础是信任理论（Trust），Sinha 等论述了朋友推荐与使用推荐系统给出的推荐，即使推荐系统给出的结果更加好，朋友的推荐信任度还是更高[18]。人们对朋友以及朋友的推荐要比对简单的公司营销更信任，信任的朋友的推荐被采用的概率要高于陌生人的推荐[19]。

信任理论解释了社会网络结构中人与人之间联系的紧密程度以及连接关系能够被应用到推荐系统中改善推荐性能和推荐结果。Jensen 等发现物品、用户的相似性和用户间的信任程度存在很强的联系[20]；2007 年，Ziegler 等通过实验验证了用户间的信任和兴趣相似度存在正相关性[21]，这就意味着有共同兴趣的人相互间信任度更高。Guha 提出了信任和社会关系网络的扩散模型，Massa 等的研究说明信任度的计量指标可以代替相似度的[22]。因此，很多学者运用信任信息给出推荐结果来帮助用户做决策。Golbeck 和 Hendler 认为影响信任度的关键因素是传递性、非对称性和个性化，他们研究了社会网络中提供的用户对其他用户的信任评分，并利用这种信任值进行推荐[23]。Walter 等提出了社会网络信息在推荐系统中的使用以及信任性的动态变化对推荐性能的影响，研究分析了网络密度大小与信任度之间的效果关系[11]。Ma 等将用户-产品矩阵和用户社会信任网络结合，形成了概率矩阵分解模型的推荐方法，以 Epinions 数据库为例验证了他们的方法在大数据库上的优越性[24]。Ray 等和 Zhang 等对如何改进基于信任的推荐系统和避免数据干扰做了相应研究[25-26]。Kant 等和 Liu 等分别提出了新的信任模型和计算方式，以改善推荐系统的结果[27-28]。

6.1.2 文本挖掘方法在推荐系统应用研究

产品评述、标签、论坛讨论等包含着有价值的用户信息、丰富的语义信息和潜在的深层知识。对用户产生的这些文本内容进行挖掘能够更加准确了解用户的个性偏好[29]。构建准确的用户整体信息结合现有个性化推荐技术能够解决传统推荐的弊端，即使有没有产品打分评价或者存在恶意评价等问题，也能从文本信息中得到准确的个人整体轮廓。

其中一个研究分支是对用户社会标签的挖掘。由于很多应用网站没有分值评价，如图片分享和服务网站 Flickr、视频分享和观看网站 Youtube。但在 Web 2.0 技术成熟后，这些网站上有用户的信息和评价内容。为此，学者们研究以标签的形式对用户的特性进行概况。通过关键词提取的方式来描述欲获取信息的对象，诞生了"社会标签（social tag）"[19]。Halpin 等和 Heymann 等通过对书签网站 del.icio.us 的标签分布研究，提出了协同标签模型，发现通过分类标签的使用能够帮助用户定义自己的兴趣[30-31]。为了能够准确找到用户标签信息，提高推荐系统精度，要提高标签的精确度和分类的准确性。Liang 等使用专家给出的标准物品分类标签去标识用户标签，删除了标签噪声影响[32]。

专家给定的物品标签词库和分类系统，不再是用户自己随意地贴上的，去除了噪声，形成了标准分类的社会标签。基于标签的推荐系统已在社会媒体、博客、微博中广泛应用,Milicevic 对基于标签的推荐和技术做了很好的总结并展望了未来的发展方向[33]。Peleja 将社会化电视(Social-TV)的打分和评价内容结合,利用评价文本中的关键词计算情感相似度,并应用到电视剧的推荐中去[34]。

社会化媒介带来更多的是社会文本信息,而用户的标签又能够反映一个用户的特征,所以,很多学者在社会网络拓扑结构的基础上研究用户标签信息,使其成为用户模型的一个维度[1, 2, 35]。用户的标签信息被用来计算用户的相似度,推荐用户有相同标签的其他用户或者商品。在个性化推荐系统中,标签信息已经成为研究文本信息处理中的基本维度[36-38]。但更广泛的来说,一个用户的基本资料不仅包括他的个性标签,还包括性别、职业、地理信息等。因此,个人基本资料也作为一个维度引进推荐系统,计算用户的相似度,用以预测用户的个人偏好[39]。

社会化媒介中有很多平台是基于内容服务的,例如 Twitter 等,其站点上不断更新新闻、评论等信息。如何有效利用文本信息,将其作为衡量用户相似度的一维向量具有很大的难度和挑战。Zhang 等对收集的文本信息分析用户搜索的关键词和页面信息并作为一种推荐模型的一部分,同时该模型还包含用户反馈评论等动态信息[13]。Chang 等和 Lai 等都收集了微博的网络数据和文本内容,并采用 TF-IDF 技术抽取关键词,用来在各自的模型中设置社会网络的权重[9, 40]。Li 等把用户相似度、信任度和网络关系三种因素分别构建模型,再结合在一起用于电子购物推荐,从而构建了一种多标准社会化推荐系统[41]。为了清晰展示社会化推荐系统的研究现状,本书从推荐实体、使用技术、是否涉及信任理论、是否研究微博等方面逐一对比主要文献的研究内容,其结果如表 6-1 所示。

表 6-1　社会化推荐系统研究分类

文献	推荐实体	使用技术	信任	微博
Bonhard et al.	People, content	SN, grounded theory	√	
Walter et al.	People	SN, dynamic model	√	
Arazy et al.	People	SN, applied psychology, behavioral theory	√	
Carmagnola et al.	Content	SN, social psychology	√	
Siersdorfer et al.	Graph, people, content	SN, TF-IDF, LDA		
Zhang et al.	Content	SN, TF-IDF, self-organizing algorithm		
Cheng et al.	Content	SN, information diffusion		√
Kim et al.	Tag	SN, probabilistic approach	√	
Chang et al.	Content	SN, marketing, TF-IDF		√
Guy et al.	People, content, tag	Participants	√	√
Ma et al.	Content, tag	SN, probabilistic matrix factorization	√	
Armentano et al.	People	SN, weighting features		√

　　另外一个研究分支是对文本整体内容的情感分析。由于用户对物品的评价是带有自己的意见和感情的,而标签提取只是对关键词的分析和归类。因此,要准确掌握用户的爱好和情感,必须对其内容进行分析。用户通过表达和分享他们对商品和服务的意见和态度(包括积极的和消极的)来反映他们的兴趣,意见挖掘和情感分析技术就被用来从用户的整体文本中找到他们的真实情感和兴趣爱好。一些学者在这方面做了尝试性研究,Hoffman 研究发现用户的评价潜在影响大量其他用户的意见[42],积极的评价和消极的评价对用户做出决策带来的影响是不一样的,因此,加入文本内容对推荐系统的改进更加重要[38]。Singh 研究了加入文本过滤和情感分析对电影推荐

系统改进的影响,得到的推荐电影不仅和用户观看的电影内容上相关,而且过滤掉了有用户介意的消极评价的电影,保留了和用户兴趣爱好和情感态度一致的电影[43]。上述不少学者将社会网络分析和文本分析结合引入到社会化推荐中,然而查找到的资料显示,几乎没有学者利用整体文本来研究微博内容信息。

随着移动互联网技术的发展和移动设备的普及,GPRS 定位系统对推荐系统开始产生重要影响,社会化推荐系统也在位置服务方向开辟了新的研究内容。2017 年,Campana 和 Delmastro 就将社会化推荐系统的研究内容分为社会层面、基于标签以及基于位置三方面(图 6-1)。

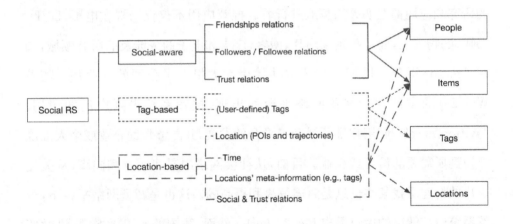

图 6-1　社会化推荐系统研究框架(**Campana & Delmastro, 2017**)

6.1.3　研究现状评述

(1) 方法研究方面

综合以上研究现状分析可以看出,推荐系统研究持续得到学者们的关注。在推荐算法的研究上,很多学者尝试不同的方法来提高推荐精度。根据推荐对象不同,基于内容的和协同过滤的推荐算法持续被学者使用和改进。基于内容的推荐算法集中在对物品内容的特性相似的推荐上。目前,最为广泛使用的是协同过滤的推荐算法,也是研究最多的方法,此方法具有强大的优越性和成功的实践。不过,结合两者优点的混合推荐算法也被越来越多的研究。虽然混合推荐的设计变得更加复杂,但最终的推荐结果可以更加精确,尤其是在社会化媒体兴起的今天,加入基于内容的协同过滤算法对推荐精度的提高是重要的研究方向,对此方面的研究逐渐增多。

(2) 应用研究方面

由于在实际中成功的应用和企业业务推广的需求,各个行业对推荐系统的研究和应用都在如火如荼地进行着。推荐应用不仅仅局限在电影、DVD、书籍、购物等上,而且蔓延到图片、博客、广告和电子商务涉及的所有领域,如在 Amazon 平台上推荐系统的成功使用大大提高了公司的营业额。随着 Web 2.0 的发展和社交化网络平台的出现,推荐系统得到广泛的应用,Twitter、Facebook 用户推荐提升了平台的发展,并能够帮助企业或个人准确寻找到所需要的员工或企业。目前,从社会网络中寻找朋友和同事,从关注账户的粉丝寻找某些信息是急需解决和提高的。这也是新型网络平台下,推荐系统应该解决的用户需求和研究方向。然而,我国的新浪微博、腾讯微博等有其自身特点,社会化推荐系统在这些平台上的应用研究还很少。

(3) 社会化推荐系统研究方面

新型平台的出现给推荐系统带来很多实际问题和研究方向,这也促进了社会化推荐系统的产生和发展。社会化推荐系统面临社会网络结构研究和文本信息处理两大重要问题。社会网络分析在很多推荐系统中得到应用,随着社交化网站的增长壮大并逐渐成为主流的网络形式,各种平台都形成了极为复杂的社会网络结构。社会网络分析能够展示网络形成、发展的结点以及连接信息,这样带来更多的有用信息,能够帮助提高推荐系统的性能。很多学者也在这方面做了很多努力和研究成果。

(4) 情感分析在推荐系统中的应用

文本内容的挖掘能够带来用户的情感信息,情感分析能够针对文本内容分析用户对物品喜欢和厌恶的态度。然而,在对文本分析的推荐系统研究中,多数学者将研究集中在用户标签的分析上,对整体文本分析以了解用户情感态度的研究还不多,尤其是在微博平台上,利用情感分析方法研究用户态度相似程度的还处在萌芽阶段。因此,本书试通过收集微博平台上的用户信息和发布的文本内容,分析情感相似度,计算用户对某一领域内容的喜好程度。

同时,在社会化推荐系统研究中,如何结合社会网络结构信息和文本内容信息是提高推荐性能的有效途径。由于社会化推荐系统刚刚提出,这方面的研究还是很少的,因此,本书将结合社会网络结构分析和情感分析技术,构建一种新型社会化推荐系统框架,应用到微博平台上以提高推荐性能和结果。

社会化媒体上的用户会在网络中形成关注和粉丝关系,这种好友关系网络的形成与现实世界朋友网络的形成在机理上是不一样的。虚拟社会网络受到不同信息因素影响,社会心理分析在社会化媒体上有其特定应用场景。影响一个人做出关注、转发信息和推荐好友等行为的社会心理更加复杂,受社交平台上更多因素的影响。因此,在对用户进行推荐时,应该分析社会化影响因素。

本书针对的对象是社会化推荐系统中特定领域内的用户推荐,其理论前提是对朋友的信任,只有信任度较高和关系强度较大的用户才能增加用户网络结构的延伸。社会心理和行为研究显示,在一个真实的社会网络中会有意见领袖的存在,他们往往是一个领域的专家或可靠信息的发布者,虽然他们发布的微博内容和频次较少,但信息的重要程度和价值较高,也应该是做社会化推荐中考虑的重要因素。因此,本书首次提出将情感相似度引入社会化推荐系统中,对用户对某一话题的微博情感进行挖掘。在现有社会化推荐系统中已经考虑到网络拓展结构,本书在微博特征基础上再加入文本挖掘中的情感相似度,使得用户推荐结果更加准确,能对偏好特定内容的用户进行针对性推荐。

6.2　社会化影响因素分析

6.2.1　信任度

对朋友的信任是决策者寻求意见的心理保障,正是基于信任关系,朋友社会网络才得以拓展。朋友间的信任反映在社会网络的连接中是一个用户的亲密朋友是直接连接的。朋友的朋友(间接朋友)对其做出决策也有一定影响,但是影响力没有直接朋友那么强烈,这也是信任程度不够引起的。到目前为止,对于信任的定义有很多种形式。信任是人对人的一种情感,是一个非常难以给出定义的概念。但是这些都没有影响它的关注程度,在心理学、管理学、市场营销学、经济学、社会学、电子商务、计算机科学、哲学和社会学都广泛引起学者的研究,很多学者从不同角度和理论对信任进行了解释和定义,Jan Delhey 将这些理论总结为如下七种(表 6-2)[44]。

表 6-2　解释信任的七种理论

理论	变量
Demographic characteristics	Gender, age, education
Personality theory	Optimism, life control

（续表）

理论	变量
Success and well-being theory	Income, social status, life satisfaction, job satisfaction, happiness, anxiety
Social voluntary organisation theory	Membership of voluntary associations
Social network theory	Networks of friends
Community theory	City size, satisfaction with the community, community safety
Societal conditions theory	Social conflicts, satisfaction with democratic institutions, political freedom, public safety

目前，较为通用的定义是 McKnight 和 Chervany 给出的："Trust is the extent to which one party is willing to depend on something or somebody in a given situation with a feeling of relative security……"[45-46]，信任是基于一定的安全感，但后果可能是积极的，也可能是消极的。

信任的属性是计算和设计算法的基础，主要包括三种：传递性、非对称性和个性化[47]。

（1）传递性是指信任可以在用户之间流通。但是，并不能说传递性是同等强度的，例如，如果 A 对 B 有强的信任度，B 对 C 有很强信任度，不能够得到 A 对 C 有强的信任度，只能根据传递性认为 B 对 C 的信任可以流通到 A 上，但 A 对 C 的信任度不一定有 B 对 C 强。如图6-2所示，A 对 B 的信任为1，A 对 C 的信任度为 0.5。很多学者研究了这种流通性，并通过一些公式计算不直接联系的用户的信任度大小[48]。

（2）非对称性信任度是有向的，并不存在对称性。正如人类关系一样，A 对 B 信任，不能说明 B 也对 A 信任。在图6-2中，A 有指向 B 的箭头，而 B 没有指向 A 的箭头；B 与 D 之间是互相信任的。这是因为每个个体的经验、阅历和心理都是不同的，加之，社会背景和社会环境的影响，使得某一人能对另外一个人产生信任感,但是并不能带来相互的信任[49]。

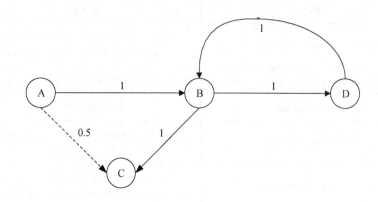

图 6-2　网络中信任关系示意图

(3) 个性化。信任是一个人固有的观点和态度,对于同一个人,不同的人会产生不同的信任感。这一点对推荐系统的影响是比较显著的,一个系统会根据不同值计算出相应的结果,信任度高和信任度低造成的期望结果是不一样的。不过,在社会网络中,用户可以对其他用户的信任度打分,从而消除了个性化的影响。

不同系统的评分系统是不一样的。语义网站的信任多是使用1~10或者(0,1)区间衡量信任度大小。最小值表示用户相信另外一个用户的行为不能够带来好的结果;最大值是用户相信另外一个用户的行为能够带来好的结果。这个值可以被传递,因而产生了很多信任算法[46]。

但在社会化媒体网络中,语义分析的结果往往和语言处理能力有关,用户间的信任值不十分准确。在社会网络结构中,用户通过关注形成连接,信任度不高的以间接连接出现,而且社会网络测量距离远近也能反映信任的传递性和非对称性,因而网络测量距离表示了信任的大小。

因此,在衡量社会网络的朋友间信任度时,本书引入社会网络测量距离。两者之间的测量距离越远,其熟悉和信任程度越低,用户 x 对用户 y 的信任

度 $T(x, y)$ 可以表示为:

$$T(x, y) = \frac{1}{D(x, y)} \tag{6-1}$$

式中, $D(x, y)$ 表示 x、y 的网络测量距离。

6.2.2　同质性

用户的直接联系的联系程度也是不同的。比如,一个用户和家人、同事的联系频率往往多于他和关注者的频率。用户和一个小群体的互动代表了他们之间的同质性,他们有更多的话题来维系朋友的亲密性[50],而这个群体中的人员大概率是相互连接的。用户本身属性越接近,他们的共同话题和共同关注者越接近,从微博属性上来看,他们的共同好友数就越多。因此,共同好友数能够体现两个用户对特定群体或者特定关注点的相近程度。可用共同好友数和非共同好友数的比例关系衡量两者之间的同质性程度。考虑到在微博平台上粉丝数中有很多虚假账号和"僵尸粉",本书用关注数和相互关注关系来表示两者的同质性。

$$TS(x, y) = \frac{|\, followees(x) \bigcap followees(y)\,|}{|\, followees(x) + followees(y) - (followees(x) \bigcap followees(y))\,|}$$

$$\tag{6-2}$$

式中, $TS(x, y)$ 表示用户 x 和 y 的同质性; $|\, followees(\bullet)\,|$ 表示用户的关注数。

为了使本指标的分布在 $(0, 1)$ 上,本书使用 sigmoid 函数对它做出调整:

$$MTS(x, y) = \frac{1}{1 + e^{-TS(x, y)}} \tag{6-3}$$

6.2.3　意见领袖

在一个特定的社会网络中,会存在一个或者多个意见领袖[51-52],他们往往是这个领域的专家或者权威信息源,因而引起很多粉丝的关注。这些人的意见比较准确,态度比较鲜明,对决策者的决定起到很重要作用。行为心理学的研究表明,意见领袖的信息广度、深度以及预测能力都对消费者做出决策产生极其重要的作用[53]。然而在社会化推荐中对他们的重视程度不够,在微博上,他们的关注数较少而粉丝数却非常巨大,故可以用粉丝数量和关注数量的比例来判断一个用户是否为意见领袖。

王君泽等人建立了综合考虑粉丝数和关注数的意见领袖模型[54],是较为全面的模型。但是,在关注数的修正问题上,本书认为粉丝数应该在函数中起较大作用。因此,本书将意见领袖的计算公式表示为:

$$L(u) = A(\text{关注数}) \times B(\text{发布数}) \times \text{粉丝数} \tag{6-4}$$

为了消除"僵尸粉"和相互关注引起的粉丝数量增加,本书需要对关注数和粉丝数比值设置一定阈值[55],对这种行为进行修正。因此,关注数修正函数如下:

$$A(\text{关注数}) = \begin{cases} 1 + \alpha \cdot \dfrac{\text{粉丝数}}{\text{关注数}}, & \dfrac{\text{粉丝数}}{\text{关注数}} \geq \alpha \\ 1, & \text{else} \end{cases} \tag{6-5}$$

此时，A 是关注数的修正函数，根据经验值 α 取值 0.2。

有很多用户，为了增加关注，会发布很多无用信息，可以看作"话痨"型用户，其微博发布数较多，但有效信息十分有限。故会对用户发布微博数设置一定的置信区间，真正具有影响力的用户，微博发布数量在有效置信区间内，且转发和评论数较多。因此，对于发布数的修正函数，可以先计算出最大和最小置信区间，然后对不同区间采用不同的修正函数。

$$B(\text{发布数}) = \begin{cases} M_u, & M_u \leqslant C_1 \\ C_1 + \dfrac{C_1(M_u - C_1)}{C_2}, & C_1 < M_u \leqslant C_2 \\ C_2 + \dfrac{C_2(M_u - C_2)}{Max}, & C_2 < M_u \end{cases} \tag{6-6}$$

式中，B 是发布数的修正函数；M_u 是用户发布微博数；$[C_1, C_2]$ 是用户发布微博数的置信区间。

在微博中联系强度和用户交流次数、转发微博数和评论数等指标息息相关。这些整体数据虽然能够收集到，但是在某一话题上如何挑选这些指标还没有行为理论作为支撑。而且在固定话题下，交流内容和评论内容需要鉴别是否和主题有关。因此，连接强度这个指标没有被考虑进来。

6.3　基于修正情感相似度的社会化推荐系统模型

6.3.1　修正情感相似度计算

在目前的社会化推荐系统中，为了更加准确的计算用户相似度和解决冷处理问题,很多学者引入了文本分析技术。不过他们的研究集中在如何利用标签信息进行关键字提取以计算相似度。而在微博中,很多用户的标签不准确,标签类别信息混乱。这样是不能很准确地识别用户的兴趣爱好的。但是,每个人发布的微博内容是本人情感的表达,是个人兴趣的直接体现,因而能够从他们的文本内容发现他们的个人偏好和情感。因此,本书尝试利用用户发布的微博信息来计算情感相似度,并取得了很好的相似度结果。

在收集到微博文本内容后,利用情感分析方法,对积极和消极内容分别计算其情感相似度。本书利用 Karhunen-Loéve transform(KL 转换)方法和情感平均距离来衡量情感相似度。在采用 KL 转换方法处理后,用户间的平均距离有一定的减小和变化,推荐效果得到提高。

微博平台有其自身特点,用户受到社会化因素影响,逻辑上应该考虑信任度、同质性和意见领袖对社会推荐的影响,这就需要对原来的情感相似度进行修正和丰富。信任度和同质性的计算已在前面给出,见公式(6-1)和公式(6-3)。它们的分布都在(0,1),为了保持意见领袖指标的数值与信任度、同质性的数值在同一衡量范围内,本书对意见领袖指标进一步处理。通过上述计算可以得到每个用户的影响力大小,然而其数据集的跨度比较大,为了能够合理反映影响力差距,对数据进行标准化处理:

$$OL(u) = \frac{\log_{10}(L(u))}{\log_{10}(\max L(u))} \tag{6-7}$$

不同用户间的影响力指标为用户影响力乘积的大小:

$$L(x,y) = OL(x) \times OL(y) \tag{6-8}$$

在本书中,将用户的社会网络结构信息引入个性化推荐,把影响个人决策的几种因素综合考虑进来,形成了基于社会网络分析和行为心理学的修正

情感相似度。如式(6-9)所示,修正情感相似度 RS 为:

$$RS(x, y) = (T(x, y) + TS(x, y) + L(x, y))S(x, y) \quad (6-9)$$

修正情感相似度可以根据社会网络结构、朋友网络拓展中的信任度以及行为学中意见领袖的影响作用对文本信息中有共同兴趣和观点的用户进一步筛选,使得推荐结果更符合社会网络发展和个体行为心理倾向分析的结果。

6.3.2　社会化推荐系统框架

计算修正情感相似度后,可以根据计算结果,针对每个用户,排序出他的相似人员列表,从中选取 Top N 推荐给此用户。这种方法仅仅根据用户的情感偏好推荐,但在网络结构中是否可以建立连接需要对社会网络结构进行分析。在第 3 章中介绍了如何利用 ERGM 模型预测未连接用户的连接概率,同样给出了用户连接概率列表、用户 Top N 推荐。在预测连接概率的基础上,本书利用修正情感相似度进一步过滤,这样得到的结果能够体现用户的情感一致性,更加符合用户的情感偏好。

很多社交网络平台也会采用此方法直接推荐 Top N 的计算结果,不过需要经过一些处理工作。在本书的推荐算法中,推荐的 Top N 中过滤掉了已有的关注人员。这会减少用户对推荐结果的质疑,降低用户对已经添加的关注者的重复点击,从而避免推荐失误,同时增加推荐人员的广度。本书的社会化推荐系统框架可以表示为图 6-3。

基于此框架的社会化推荐系统需要不同机制,并收集社会网络关系数据、文本数据以及用户的微博信息。

- 微博网络关系数据：收集网络测量距离，计算用户信任大小。用网络连接数据建立 ERGM 模型，预测未连接结点的连接概率。

- 微博文本数据：收集用户发布的关于某一主题的文本信息，提取情感特征计算用户情感相似度。

- 用户个人信息：用用户的关注数和粉丝数计算用户间的同质性。用用户发布的微博数、粉丝数和关注衡量用户的意见领袖值。用用户最新的关注关系验证推荐结果。

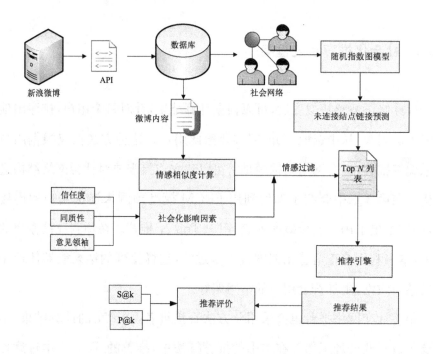

图 6-3 基于新浪微博的社会化推荐系统架

根据图 6-3 的系统框架，综合社会网络结构分析（指数随机图模型）给出的预测和用户情感相似度分析，进一步利用推荐引擎给出推荐列表，再用一段时间内用户新建立的网络关系数据来衡量本书提出的推荐系统的优劣，做出最终的推荐评价。

6.4　本章小结

本章将社会网络结构分析和情感相似度结合,形成修正相似度,计算微博用户网络中的情感相似度,然后推荐相似用户,从而构建了社会化推荐系统架构。首先,本章对微博社交网络的基本特征进行分析,并从社会一致性、社会性比较和社会性促进三方面阐述微博中的个体的心理和行为为何受其他个体的影响。然后,本书分析了微博推荐系统中的社会化影响因素,包括信任度、同质性和意见领袖,通过定量的形式给出它们的计算方法。最后,结合第 5 章提出的情感相似度,本章形成了修正情感相似度的概念,进一步构建了社会化推荐系统。

参考文献

[1] Guy I, Carmel D. Social recommender systems[C]//WWW'11: Proceedings of the 20th international conference companion on World wide web. 2011: 283-284.

[2] Siersdorfer S, Sizov S. Social recommender systems for web 2.0 folksonomies[C]// HT'09: Proceedings of the 20th ACM conference on Hypertext and hypermedia. 2009: 261-270.

[3] Arazy O, Kumar N, Shapira B. Improving social recommender systems [J]. IT Professional, 2009, 11(4): 38-44.

[4] Victor P, Cornelis C, de Cock M. Social recommender systems [M]//Atlantis Computational Intelligence Systems. Paris: Atlantis Press, 2011: 91-107.

[5] Groh G, Birnkammerer S, Köllhofer V. Social recommender systems [M]// Recommender Systems for the Social Web. Berlin, Heidelberg: Springer Berlin

Heidelberg, 2012: 3-42.

[6] Cheng J S, Sun A R, Hu D N, et al. An information diffusion based recommendation framework for micro-blogging[J]. Journal of the Association for Information Systems, 2011,12(7):463-486.

[7] Carmagnola F, Vernero F, Grillo P. SoNARS: A social networks-based algorithm for social recommender systems[C]// User Modeling, Adaptation, and Personalization. [S.l.]: Springer, 2009: 223-234.

[8] Bonhard P, Sasse M A. 'Knowing me, knowing You' — Using profiles and social networking to improve recommender systems[J]. BT Technology Journal, 2006, 24(3): 84-98.

[9] Chang P S, Ting I H, Wang S L. Towards social recommendation system based on the data from microblogs [C]//2011 International Conference on Advances in Social Networks Analysis and Mining. Kaohsiung, Taiwan, China. IEEE,: 672-677.

[10] Armentano M G, Godoy D, Amandi A. Topology-based recommendation of users in micro-blogging communities[J]. Journal of Computer Science and Technology, 2012, 27 (3): 624-634.

[11] Walter F E, Battiston S, Schweitzer F. A model of a trust-based recommendation system on a social network[J]. Autonomous Agents and Multi-Agent Systems, 2008, 16 (1): 57-74.

[12] Perugini S, Gonçalves M A, Fox E A. Recommender systems research: A connection-centric survey[J]. Journal of Intelligent Information Systems, 2004, 23(2): 107-143.

[13] Zhang R Q, Sun B H, Kang W, et al. Gloss: A social networks-based recommender system[C]//5th International Conference on Pervasive Computing and Applications. Maribor, Slovenia. IEEE,: 122-127.

[14] Zheng R, Wilkinson D, Provost F. Social network collaborative filtering[R]. New York: Stern, IOMS Department, CeDER, 2008.

［15］Dang T A, Viennet E. Collaborative filtering in social networks: A community-based approach ［C］//2013 International Conference on Computing, Management and Telecommunications (ComManTel). Ho Chi Minh City, Vietnam. IEEE,: 128-133.

［16］He J M, Chu W W. A Social Network-Based Recommender System (SNRS)［M］// Memon N, Xu J J, Chen H, et al. Data Mining for Social Network Data.［S. l.］: Springer, 2010:47-74.

［17］Assent I. Actively building private recommender networks for evolving reliable relationships［C］//2009 IEEE 25th International Conference on Data Engineering. Shanghai, China. IEEE,: 1611-1614.

［18］Sinha R, Swearingen K. Comparing Recommendations Made by Online Systems and Friends［C］. Dublin: the Delos-NSF workshop on personalization and recommender systems in digital libraries,2001.

［19］Zhou X J, Xu Y, Li Y F, et al. The state-of-the-art in personalized recommender systems for social networking［J］. Artificial Intelligence Review, 2012, 37(2): 119-132.

［20］Jensen C, Davis J, Farnham S. Finding others online: Reputation systems for social online spaces ［C］//Proceedings of the SIGCHI conference on Human factors in computing systems Changing our world, changing ourselves — CHI'02. April 20-25, 2002. Minneapolis, Minnesota, USA. New York: ACM Press, 2002.

［21］Ziegler C N, Golbeck J. Investigating interactions of trust and interest similarity［J］. Decision Support Systems, 2007, 43(2): 460-475.

［22］Massa P, Avesani P. Trust-aware recommender systems［C］//RecSys'07: Proceedings of the 2007 ACM conference on Recommender systems. 2007: 17-24.

［23］Golbeck J. Filmtrust: movie recommendations from semantic web-based social networks ［C］//CCNC 2006. 2006 3rd IEEE Consumer Communications and Networking Conference, 2006. Las Vegas, NV, USA. IEEE,: 1314-1315.

［24］Ma H, King I, Lyu M R. Learning to recommend with social trust ensemble［C］//

SIGIR'09: Proceedings of the 32nd international ACM SIGIR conference on Research and development in information retrieval. 2009: 203-210.

[25] Ray S, Mahanti A. Improving prediction accuracy in trust-aware recommender systems [C]//2010 43rd Hawaii International Conference on System Sciences. Honolulu, HI, USA. IEEE,: 1-9.

[26] Zhang J, Qu Y, Cody J, et al. A case study of micro-blogging in the enterprise: Use, value, and related issues[C]//CHI'10: Proceedings of the SIGCHI Conference on Human Factors in Computing Systems. 2010: 123-132.

[27] Kant V, Bharadwaj K K. Fuzzy computational models of trust and distrust for enhanced recommendations [J]. International Journal of Intelligent Systems, 2013, 28 (4): 332-365.

[28] Liu X, Datta A, Rzadca K. Trust beyond reputation: A computational trust model based on stereotypes [J]. Electronic Commerce Research and Applications, 2013, 12 (1): 24-39.

[29] Pang B, Lee L. Opinion mining and sentiment analysis[J]. Foundations and Trends © in Information Retrieval, 2008, 2(1-2): 1-135.

[30] Halpin H, Robu V, Shepherd H. The complex dynamics of collaborative tagging[C]// WWW'07: Proceedings of the 16th international conference on World Wide Web. 2007: 211-220.

[31] Heymann P, Koutrika G, Garcia-Molina H. Can social bookmarking improve web search? [C]//WSDM'08: Proceedings of the 2008 International Conference on Web Search and Data Mining. 2008: 195-206.

[32] Liang H Z, Xu Y, Li Y F, et al. Personalized recommender systems integrating social tags and item taxonomy[C]//2009 IEEE/WIC/ACM International Joint Conference on Web Intelligence and Intelligent Agent Technology. Milan, Italy. IEEE,: 540-547.

[33] Milicevic A K, Nanopoulos A, Ivanovic M. Social tagging in recommender systems: A

survey of the state-of-the-art and possible extensions[J]. Artificial Intelligence Review, 2010, 33(3): 187-209.

[34] Peleja F, Dias P, Martins F, et al. A recommender system for the TV on the web: Integrating unrated reviews and movie ratings[J]. Multimedia Systems, 2013, 19(6): 543-558.

[35] Kim H N, Alkhaldi A, El Saddik A, et al. Collaborative user modeling with user-generated tags for social recommender systems[J]. Expert Systems With Applications, 2011, 38(7): 8488-8496.

[36] Guy I, Zwerdling N, Ronen I, et al. Social media recommendation based on people and tags[C]//SIGIR'10: Proceedings of the 33rd international ACM SIGIR conference on Research and development in information retrieval. 2010: 194-201.

[37] Wang J, Clements M, Yang J, et al. Personalization of tagging systems[J]. Information Processing & Management, 2010, 46(1): 58-70.

[38] Ma H, Zhou T C, Lyu M R, et al. Improving recommender systems by incorporating social contextual information[J]. ACM Transactions on Information Systems, 2011, 29 (2): 1-23.

[39] de Gemmis M, Lops P, Semeraro G, et al. Integrating tags in a semantic content-based recommender [C]//RecSys'08: Proceedings of the 2008 ACM conference on Recommender systems. 2008: 163-170.

[40] Lai V, Rajashekar C, Rand W. Comparing social tags to microblogs[C]//2011 IEEE Third International Conference on Privacy, Security, Risk and Trust and 2011 IEEE Third International Conference on Social Computing. Boston, MA, USA. IEEE: 1380-1383.

[41] Li Y M, Wu C T, Lai C Y. A social recommender mechanism for e-commerce: Combining similarity, trust, and relationship[J]. Decision Support Systems, 2013, 55 (3): 740-752.

[42] Hoffman T. Online reputation management is hot: But is it ethical [J]. Computerworld, 2008,2: 1-4.

[43] Singh V K, Mukherjee M, Mehta G K. Combining a content filtering heuristic and sentiment analysis for movie recommendations[C]//Computer Networks and Intelligent Computing, 2011: 659-664.

[44] Delhey J, Newton K. Who trusts?: The origins of social trust in seven societies [J]. European Societies, 2003, 5(2): 93-137.

[45] McKnight D, Chervany N, Humphrey H. The meanings of trust[R]. University of Minnesota MIS Research Center Working Paper series. MISRC 9604, 1996:96-104

[46] Jøsang A, Ismail R, Boyd C. A survey of trust and reputation systems for online service provision[J]. Decision Support Systems, 2007, 43(2): 618-644.

[47] Golbeck J, Hendler J. Inferring binary trust relationships in Web-based social networks [J]. ACM Transactions on Internet Technology, 2006, 6(4): 497-529.

[48] O'Donovan J, Smyth B. Trust in recommender systems[C]//IUI'05: Proceedings of the 10th international conference on Intelligent user interfaces. 2005: 167-174.

[49] Bohnet I, Croson R. Trust and trustworthiness[J]. Journal of Economic Behavior & Organization, 2004, 55(4): 443-445.

[50] 任平.论差异性社会的正义逻辑[J].江海学刊,2011(2):24-31.

[51] Yu X, Wei X, Lin X. Algorithms of BBS opinion leader mining based on sentiment analysis[C]// Wang F L, Lei J S, Gong Z G, et al. Web Information Systems and Mining.[S.l.]: Springer, 2010:360-369.

[52] Watts D J, Dodds P S. Influentials, networks, and public opinion formation[J]. Journal of Consumer Research, 2007, 34(4): 441-458.

[53] Iyengar R, van den Bulte C, Valente T W. Opinion leadership and social contagion in new product diffusion[J]. Marketing Science, 2011, 30(2): 195-212.

[54] 王君泽,王雅蕾,禹航,等.微博客意见领袖识别模型研究[J].新闻与传播研究,2011,18

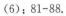

(6)：81-88.

[55] Cho Y，Hwang J，Lee D. Identification of effective opinion leaders in the diffusion of technological innovation：A social network approach[J]. Technological Forecasting and Social Change，2012，79(1)：97-106.

第 7 章

社会化推荐系统的实证研究

7.1　糖尿病微博数据收集

本书研究情感相似度时,从新浪微博上收集了糖尿病群体的个人信息和微博内容。为了使研究更加深入并具有延续性,实际研究将以 50 个糖尿病有关群体的账号为种子,利用本书提出的推荐算法,研究糖尿病账户的有效推荐问题,并评估本方法的推荐结果和性能。

通过新浪 API 接口收集用户的个人信息,包括 ID、用户昵称、省份、性别、开通时间、地理位置;微博信息,包括粉丝数、关注数、微博数等,共有 69 514 条用户信息。另外,为了研究这个主题下的社会网络结构,本书进一步收集了他们和粉丝、关注者的关系网络,从而形成了 88 881 条网络连接。数据库结构如表 7-1 所示。为了计算结点和其他结点的最短距离,生成网络结点关系文件,并利用 Pajek 软件计算点与点的距离。

表 7-1　本书收集糖尿病微博数据的数据库结构

字段名	内容解释	举例
id	用户的唯一标示号	2138624465
screename	用户的账号昵称	糖医网
gender	0=女,1=男	0
location	用户地理位置	北京
follower_count	粉丝数	98 062
friend_count	关注数	335
statuses_count	所发微博数	977
description	个人描述	自信就是美

7.2　实验处理

本书首先逐一算出两糖尿病账户结点之间的网络距离、同质性和意见领袖指数。将这些影响因素给予不同权重,加入已经计算出的用户情感相似度,得到可以利用的修正情感相似度。这样既包含了用户对糖尿病信息的积极和消极态度,对各种医药治疗 I 型或者 II 型糖尿病的态度,更能够囊括他们之间的信任关系、联系程度和在糖尿病领域的权威程度。然后根据相似度大小排列,在列表中选择合适的 Top N 作为推荐集合。最后对推荐结果进行合理评价。

首先,计算点与点之间的网络距离。本书将用户的关系生成文件并保存为 Pajek 软件需要的类型。在 Pajek 中计算出 50 个种子用户之间的相互距离。用户与自己的距离为 0,与其他用户的最短路径为网络距离。在本书中,种子用户间的距离分布统计如表 7-2 所示。对人与人之间的距离对推荐系统的影响,本书采用信任度来衡量。人们相互之间的信任和关注会体现在好友关系上,网络距离越近,相互之间越信任。所以,信任度和网络距离成反比的关系,本书用网络距离的倒数来计算信任度的大小。

表 7-2　50 个种子用户间的网络最短路径距离分布

距离	0	1	2	3	4
个数	50	334	1 284	1 250	584

其次,计算用户的社会网络同质性。两个用户间的最短路径不能反映两者的联系程度和紧密关系。为此,本书用两个用户的共同好友的比例作为衡

量标准,其计算公式见式(6-2)。

最后,计算意见领袖这一指标。一个用户是意见领袖的直接表现是粉丝数多,而关注数较少。他不太关注其他人的意见,自己有自己的见解,并能够引起很多人的关注。因此,粉丝数占关注数的比例是体现意见领袖大小的指标。本书建立意见领袖计算公式如式(6-4)所示。一个用户对比其他用户的意见领袖指标反映本人对其他人的影响程度,数值为1,表示这个用户对另外一个用户有绝对的意见影响。用户间的意见影响可以通过他们的意见领袖值的乘积表示,如式(6-8)所示。

在得出影响个人决策的因素值后,利用 Sigmod 函数将它们统一到(0,1),这样可以省去讨论权重的问题。也就相当于对三个影响因素进行归一化处理,所得数值可以直接相加。然后在得到情感相似度的基础上,进一步利用综合因数修正,得出修正情感相似度。本书利用推荐引擎给出前 N 个与用户最相似的账户,即 Top N 推荐。

7.3 推荐结果评价

7.3.1 S@k 指标计算结果与比较

为了评价采用本推荐方法的有效性,本书要对结果进行试验评价分析。但如何对社会化媒介推荐评价还没有直接的方法。在传统推荐系统中,衡量一个推荐算法的好坏,准确率是一个主要指标。然而对于微博账户推荐而言,本书没有办法得到用户查看推荐人员的历史记录,从而不能验证用户对推荐人员的评价次数。这样,就不能计算平均推荐误差和精确度,因为不能用 MAE 和 F-mean 这些指标来衡量。在微博账户推荐中,学者通过其他途径来评价他们推荐算法的正确率。例如,Armentano 等通过寻找一组有 14 个用户的志愿者团体,让他们在 Twitter 上建立账户,并关注一些他们喜欢的明星或者感兴趣的账号[1]。然后,运用他们的推荐算法给出 20 个用户推荐,并让被测试人员关注他们喜爱的用户。最终根据测试人员的关注评价推荐结果的正确率。

这种评价结果的测试逻辑是可以借鉴的。由于本书在微博上收集的数据截止到 2012 年 4 月,离最新收集的数据(2013 年 6 月 10 日)已经有一年多的时间,这个过程中用户可以根据他们的喜好添加感兴趣的账号。本书可以在新收集的数据中找到他们的关注,从而核对他们在没有其他因素影响下关注的账号和推荐账号之间的比率。这样收集的数据是十分准确,并且忽略了用户可能只是点击查看推荐账号的可能性。虽然这种衡量方法使得推荐性能结果值偏低,不过是最真实有效的。譬如,对于账户 ID 为 "2392332002"、昵称为"糖尿病与减重"的用户,用两种方法给出 Top 10 推荐的账户 ID 和昵称如表 7-3。

表 7-3　两种方法为微博账户"糖尿病与减重"Top 10 推荐列表

	修正情感相似度推荐(RS)		基于 ERGM 预测推荐(S)	
	ID	昵称	ID	昵称
Top 1	2124985683	糖尿病的那点事	2379538823	哈尔滨东方糖尿病医院
Top 2	2379538823	哈尔滨东方糖尿病医院	2149093121	北京瑞京糖尿病医院
Top 3	1927013245	许樟荣医生	2124985683	糖尿病的那点事
Top 4	4608502751	糖尿病与健康	2465950252	厦门第一医院糖尿病科
Top 5	1700737257	王宏才博士	1700737257	王宏才博士
Top 6	1498651723	健康传媒- 03	1498651723	健康传媒- 03

（续表）

	修正情感相似度推荐（RS）		基于 ERGM 预测推荐（S）	
	ID	昵称	ID	昵称
Top 7	2178994292	糖尿病之友杂志	2178994292	糖尿病之友杂志
Top 8	2138624465	糖医网	1906738944	糖尿病知识百科
Top 9	1906738944	糖尿病知识百科	2138624465	糖医网
Top 10	2149093121	北京瑞京糖尿病医院	1678681044	糖尿病治疗

为了核实第 k 个推荐是否被成功接受，可以对 50 个账户都关注，然后检验在最新状态下，被推荐的用户是否为共同关注者。进入账户"糖尿病与减重"的微博页面，如图 7-1，可以看到账户"糖尿病与减重"的个人有效信息，如关注数、粉丝数和微博数。在图 7-1 的右侧可以找到此账户和本书建立的

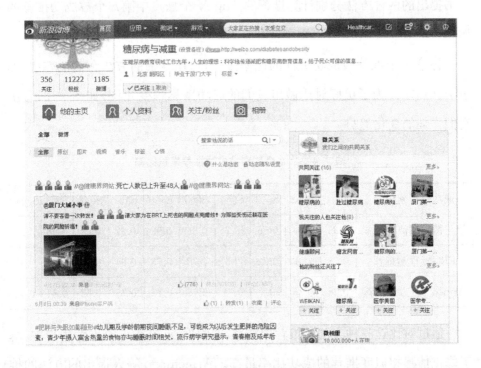

图 7-1   微博账户"糖尿病与减重"的关注关系

账号"Healthcare"之间的共同关系,在微博中反映为"微关系"。从中可以查看到,利用修正情感相似度推荐的第一个账号"糖尿病的那点事"已经被成功关注。利用连接预测计算时,第一个账户"哈尔滨东方糖尿病医院"和第二个账户"许樟荣医生"都没有被关注;第三个账户"糖尿病与健康"被成功关注。

为了衡量本书提出的推荐方法的效果,在实验中再次收集 50 个账户最新的关注者,通过计算第 k 个推荐账号已经成为他们关注者的比率来评价。Armentano 的试验不仅给出推荐方法还给出推荐结果,为了对比本书提出的添加网络结构信息的修正情感相似度给出的推荐和基于 ERGM 预测给出的推荐与其他方法的优劣,可以进行结果比较。本书选择其他方法平均正确率最高的权重方法作为控制组,给出第 k 个推荐被成功关注的比率。同样,对本书提出的两种方法分别计算推荐的 Top N 个账户中第 k 个被成功推荐的比率。

将第 k 个推荐被成功关注的比率排序,对比本书的方法和其他方法,如表 7-4 所示。为了更好对比做出它们的成功率累积变化图,如图 7-2,看出它们详细的变化趋势。

表 7-4   第 k 个账户被成功推荐累积比率

成功推荐累积值	S@1	S@2	S@3	S@4	S@5	S@6	S@7	S@8	S@9	S@10
修正情感相似度推荐	0.26	0.44	0.56	0.7	0.84	0.92	0.92	0.94	0.98	1
ERGM 模型推荐	0.18	0.3	0.52	0.6	0.72	0.78	0.84	0.86	0.86	0.98
Armentano 方法推荐	0.28	0.36	0.5	0.71	0.75	0.75	0.75	0.82	0.82	0.91

通过对比这三种方法的推荐成功率,本书发现,在前 5 个推荐用户中,基于修正情感相似度推荐的成功比率最高。Armentano 等人提出的方法的推荐成功率比修正情感相似度低,虽整体比基于 ERGM 模型推荐的稍微好一

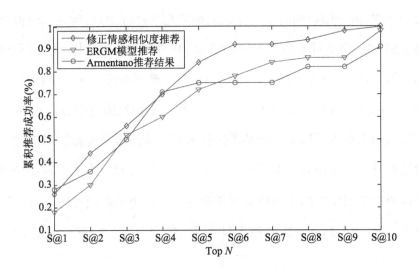

图 7-2　第 k 个被成功推荐的累积分布图

些。但在 S@6 至 S@10 阶段，ERGM 模型推荐的账户被成功添加关联的比率要优于 Armentano 提出的方法。在前 10 个账户推荐中，本书提出的修正情感相似度推荐累积成功率要高于其他两种方法。经过实际验证，本书提出的方法在刨除用户点击查看次数后依然比其他方法性能优越。

　　基于 ERGM 模型预测的结果在推荐个数受到限制时（k 值要求较低时）比 Armentano 等人提出的方法要差一些。随着移动互联网的发展，移动设备的界面受到限制，用户需要在很短的推荐列表中快速找到合适的推荐。这种情况下 k 的值越小越好，因此，在实践中，将社会网络信息加入情感相似度中形成的修正情感相似度更加具有竞争优势。

7.3.2　P@k 指标计算结果与比较

　　在全面衡量推荐结果正确率时，平均精度是一个常用指标。Top k 推荐下的准确率定义为推荐用户中的相关用户占给定排列数 k 的比例。在实际系统平台中,由于用户倾向于关注最前面的几个推荐用户,所以,k 的取值大都为 1 到 10。为了对比随着 k 值的增加,准确率的变化趋势,本书要选取合适的 k 值。$P@k$ 值在一些文献中作为社会化推荐系统中用户推荐结果的衡量指标,Hannon 等构建了 Twittomender 模型来研究微博推荐。Armentano 等在他们的文章中提出了一种基于拓扑策略的方法进行微博用户推荐,并在评价结果时与 Twittomender 模型对比[1]。Li 等在社会化推荐系统的噪声用户检测中使用此指标作为结果评价指标[2]。在衡量准确性时,他们都用到了 P@5、P@10、P@20 这三种范围的平均精度作为指标,衡量公式如下:

$$P@k = \frac{前 k 个推荐用户中的相关用户数}{k} \tag{7-1}$$

在本实验中,也采用准确率作为一个衡量所有推荐用户的性能指标。为了可以将本书提出的方法与其他方法比较,同样选取 P@5、P@10、P@20 作为对象。为了评价本研究给出的 Top N 个推荐和目标用户之间是否相关,需要对收集的账户进行分类。研究收集的类型是糖尿病有关微博账户,我们发现一些账户除了一些日常状态和感悟外,大多数微博内容是关于糖尿病治疗和糖尿病患者饮食、医药和健康的有效信息。另外一些账号发布的内容是推广和自己机构相关的医药、器械。因此,本书将糖尿病微博账号分为两种,即信息推广型,包括杂志、医生、医院等账号;医药推销型,如医药企业账号。

对本书提出的基于修正情感相似度给出的 Top N 推荐(Approach 1)、基于 ERGM 模型连接预测给出的 Top N 推荐(Approach 2)、Armentano、Twittomender 分别计算 P@5、P@10、P@20 的平均精度,最后得到综合精度值,如表 7-5 所示。

表 7-5　四种推荐方法的平均精度比较

方法	Twittomender	Armentano	Approach 2	Approach 1
♯ seed	34	14	50	50
♯ users	100 000	1 443 111	69 514	69 514
P@5	38.20%	72.90%	84.40%	**85.20%**
P@10	33.80%	67.90%	84%	**84.80%**
P@20	26.90%	64.30%	82.10%	**82.30%**

从表 7-5 中可以看到,不同 k 值下,平均精度最高的都是基于修正情感相似度推荐方法,相对于 Armentano 等人提出的方法,其平均精度都有超过 12% 的提高。

由于 Twittomender 方法中,推荐用户必须建立有效索引,新加入的用户不能够被推荐,从而影响了推荐结果,造成 P@5、P@10、P@20 下推荐精度都比较低。Armentano 等人的算法利用了网络拓扑结构,能够将网络连接的所有用户都加入推荐列表中,从而有效提升了推荐平均精度,尤其是在 P@5 时,其平均精度达到 72.90%。

同时,观察表 7-5 可发现有意思的一点是,随着 k 值的增大,平均精度是降低的。因此,在推荐用户或者物品时,k 值的选择不能太大,以避免推荐结果的下降。尤其是用移动设备登录互联网推荐系统时,用户界面要比 PC 机的小,给出推荐时 k 值应该更加合理。

7.4　婴幼儿主题微博数据验证

婴幼儿产业的商业需求十分巨大,随着中国生育制度改革,婴幼儿产品和教育方面的微博账号和内容将更加丰富。这一群体人数足够大,形成的网络也十分复杂。因此,本书选择婴幼儿主题下的微博数据,对社会化推荐系统框架的扩展性和普适性进行进一步验证。

7.4.1 数据收集

在新浪微博中,本书利用可变精度方法得到 26 个种子文件,然后运用新浪 API 获取种子、种子关注者和粉丝的账号信息与相关文本内容。种子用户的粉丝数、关注数和微博数等信息如表 7-6 所示。收集的数据中选取 2009 年到 2012 年 4 月的为训练集,2012 年 5 月至 2013 年 6 月的为测试集。截至 2012 年 4 月最终收集的网络数据包含 15 646 结点、73 882 条边,形成的网络在 Pajek 编译后用 R 软件绘制如图 7-3 所示。

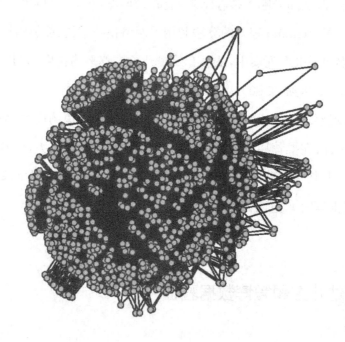

图 7-3　婴幼儿微博网络上结构图

表 7-6　婴幼儿主题下 26 个种子的新浪微博账号信息

种子数 (个)	粉丝数 (人)	关注数 (人)	微博数 (篇)	平均粉丝数 (人)	平均关注数 (人)	平均微博数 (篇)
26	3 426 826	18 667	59 805	131 801	718	2 300

7.4.2　社会化系统推荐流程

首先,在 R 程序包"statnet"中使用"ergm"命令拟合指数随机图模型 (ERGM);使用"simulate"在拟合的图模型中仿真网络;使用"gof"评估模型的拟合度。利用 ERGM 计算公式的四种构造,根据蒙特卡罗极大似然估计 (Monte Carlo MLE)得到指数随机图模型中最优参数的估计值。

得到表 7-7 中各种构造参数的估计值后,可以看出三角形的 P-value 值不显著,因此去掉此构造,指数随机图模型为:

$$P(Y=y)=\frac{1}{k(\theta)}\exp\{-3.20Edges(y)+8.27Mutual(y)-$$

$$2.39\,GWESP(y)\} \tag{7-2}$$

表 7-7　婴幼儿微博数据集的蒙特卡罗极大似然估计结果

指标	估计值	标准差	MCMC s.e.	P-value
边	−3.199 9	0.011 9	0	<1e−04 ***
相互边	8.272 1	0.176 8	0.092	<1e−04 ***
重合点对	−2.390 7	0.030 1	0	<1e−04 ***
三角形	2.049 6	2.964 9	0	0.489

显著性标准:"***": $p<0.001$;"**": $0.001<p<0.01$;"*": $0.01<p<0.05$.

根据用户连接预测公式,得到网络中未发生连结的结点相互连接的概率,在 Matlab 中用排序函数 Sort(A,'descend')对每个结点按照概率大小降序排列,给出初步的推荐列表。

其次,对婴幼儿微博的内容做情感分析。按照本书提出的四种类型的情感特征分别收集相应数据,婴幼儿主题特定内容和关键词跟糖尿病主题不同,见附录 4,共计 135 个特征。经过 SVM 和信息增益结合的特征提取,选择 34 个特征。特征集合经过 KL 变换后,计算积极文本和消极文本距离的平均值,得到情感相似度。在 Pajek 中获得结点间的测量距离,计算用户间的信任度;在数据库中获得用户的共同关注列表,计算同质性;根据公式(6-4)~式(6-6)计算用户意见领袖大小。将上述三种数据利用 sigmoid 函数归一到(0,1)区间,对情感相似度做修正。利用修正情感相似度对 ERGM 模型给出的推荐列表做情感过滤,得到最终的推荐列表,并进行 Top N 推荐,从而完成本书提出的社会化推荐系统框架的整个流程。

7.4.3　结果评价

在推荐系统性能评价中,同样采用 S@k 和 P@k 两种评价指标,测试集是 2012 年 5 月至 2013 年 6 月的数据。表 7-8 与图 7-4 展示了第 k 个账户被推荐成功的累计比率。

表 7-8　第 k 个婴幼儿账户被成功推荐的累积比率

成功推荐累积值	S@1	S@2	S@3	S@4	S@5	S@6	S@7	S@8	S@9	S@10
修正情感相似度推荐	0.24	0.42	0.53	0.71	0.82	0.90	0.92	0.93	0.95	0.98
ERGM 模型推荐	0.16	0.24	0.39	0.56	0.68	0.77	0.79	0.85	0.88	0.97
Armentano 方法推荐	0.28	0.36	0.5	0.71	0.75	0.75	0.75	0.82	0.82	0.91

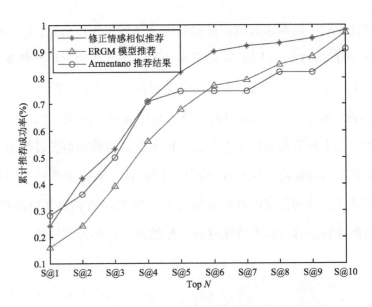

图 7-4　第 k 个婴幼儿账户被成功推荐的累积分布图

利用公式(6-10)计算前 k 个推荐的平均正确率,本书比较了 ERGM 给出的平均精度和社会化推荐框架给出的推荐精度,然后与其他学者的推荐结果比较后,得到表 7-9。从 S@k 可以看出,基于指数随机图模型得到的推荐效果并不是很好,在 S@1 至 S@5 区间都要低于 Armentano 的推荐方法。加入情感过滤后的推荐效果是三组中最好的。在比较平均推荐精度时,本书提出的两种方法都有较好的推荐性能,而且,本书提出的社会化推荐系统框架得到的结果明显优于其他方法。

表 7-9　两种推荐方法的平均精度与其他文献方法的比较

方法	Twittomender	Armentano	ERGM	社会化推荐
♯ seed	34	14	26	26
♯ users	100 000	1 443 111	15 646	15 646
P@5	38.20%	72.90%	75.60%	**81.89%**
P@10	33.80%	67.90%	71.86%	**78.83%**
P@20	26.90%	64.30%	68.25%	**75.67%**

婴幼儿主题下的网络数据比糖尿病的微博数据要稀疏,形成的网络结构相对简单,因而造成利用 ERGM 给出的推荐结果在成功累积推荐率 S@k 和平均精度 P@k 上都要逊色一些。这说明网络结构发展到一定程度后,ERGM 推荐结果才更加精确,但其结果已经明显好于其他方法,在糖尿病主题下和婴幼儿主题下都验证了这一点。加入修正情感相似度过滤后,推荐结果精度又有了新的提高。经过在不同领域的验证,从评价指标可以看出,本书提出的基于情感相似度的社会化推荐系统框架在真实数据网络中有较好的推荐结果,因而可以说,本方法具有较好的适应性和可扩展性。

7.5 本章小结

为了验证本书提出的社会化推荐系统的有效性,本章对之前收集的糖尿病微博数据进行实证研究,并收集后 6 个月的数据作为测试集。通过第 k 个被成功推荐(S@k)和前 k 个被推荐(P@k)的相关精确度对结果进行评价,经过和其他方法的比较,验证了本书所提方法在微博社会化推荐上的优越性。随后选择了婴幼儿主题的微博数据,使用本书提出的社会化系统框架进行用户推荐,评价结果证明了本方法的可扩展性和普适性。

参考文献

[1] Armentano M G, Godoy D, Amandi A. Recommending Information Sources to Information Seekers in Twitter[C]. Barcelona: the International Workshop on Social Web Mining, 2011.

[2] Li B, Chen L, Zhu X Q, et al. Noisy but non-malicious user detection in social recommender systems[J]. World Wide Web, 2013, 16(5/6): 677-699.

附　　录

附录 1

本书收集特征集合中的中文功能词：

我　偶　你　他　他们　偶们　俺们　咱们　你们　他们　也许　都　又是　就　一个
以后　然后　然而　如果　竟然　居然　要是　但是　到底　究竟　随着　不然　后来
那么　之后　总之　直到　注注　其实　反正　觉得　我想　认为　为什么　什么　怎么
怎样　难道　确实　特别　却是　的确　要不

附录 2

本书收集特征集合中的特定内容词：

1型　2型　糖尿病　血糖　血压　症状　患者　注射　手术　干细胞　胰岛素　双胍药
内分泌　治疗　疗法

附录 3

本书收集特征集合中的表情符：

Positive emoticons：，，；Negative emoticons：，，

附录 4

母婴　幼儿　婴儿　亲子　孩子　宝宝　娃娃　娃儿　胎儿　新生儿　0～3岁　妈咪
准妈　准妈咪　早教　育儿　婴儿车　母乳　护理　奶粉　奶瓶　尿片　启蒙　胎教

附录 5   KL 转换的 MATLAB 操作

```
function [D_out,s] = kl(D_in,P);
%KL: Karhunen-Loeve filtering of seismic data.
%    TheKarhunen-Loeve transform can be used to enhance
%    lateral coherence of seismic events, this transform
%    works quite well with NMO corrected CMP gathers, or
%    common offset sections.
%
%  [D_out,s] = kl(D_in,P)
%
%  IN   D_in:  data (the data matrix)
%       P:     number of eigenvectors to reconstruct the
%              data
%
%  OUT  D_out: output data after kl filtering
%       s:     the P largest eigen-values of the covariance
%              matrix in descending order
%
%  References: Jones, I.F. and Levy, S. 1987. Signal-to-noise ratio enhancement
%              in multichannel seismic data via the
%              Karhunen-Loeve transform, Geophysical Prospecting 35,12-32.
%
%              Al-Yahya Kamal, 1991, Application of the partial KL transform
%              to suppress random noise in seismic sections,
%              Geophysical Prospecting 39, 77-93.
%
%  Example:
%
%     d = flat_events; do = kl(d,3); wigb([d,do]);
%
%  Copyright (C) 2008, Signal Analysis and Imaging Group
%  For more information: http://www-geo.phys.ualberta.ca/saig/SeismicLab
%  Author: M.D.Sacchi
%
%  This program is free software: you can redistribute it and/or modify
%  it under the terms of the GNU General Public License as published
%  by the Free Software Foundation, either version 3 of the License, or
```

216

```
%   any later version.
%
%   This program is distributed in the hope that it will be useful,
%   but WITHOUT ANY WARRANTY; without even the implied warranty of
%   MERCHANTABILITY or FITNESS FOR A PARTICULAR PURPOSE.  See the
%   GNU General Public License for more details: http://www.gnu.org/licenses/


[nt,nh] = size(D_in);
D_out = zeros(nt,nh);
R  = D_in' * D_in;                    % Data covariance
OPTS.disp = 0;
[U,S] = eigs(R,P,"LM",OPTS);          % Eigen-decomposition of R
U = U(:,1:P);
D_out = (U * U' * D_in);
s  = diag(S);
return
```

附录 6　使用 R 语言操作 ERGM 模型的命令

```
install.packages("statnet")
library("statnet")
%安装"statnet"包


> wei1<-read.paj("E:/wei09.net")
> wei2<-read.paj("E:/newei0910.net")
> wei3<-read.paj("E:/newei0911.net")
> wei4<-read.paj("E:/newei0912.net")
%读取不同年份的网络数据


>model1<-ergm(wei1 ~ edges + mutual + gwesp(0.5, fixed = TRUE) + triangle,
verbose = TRUE)
%利用ERGM模型建模


> summary(model1)
Monte Carlo MLE Results:
```

	Estimate	Std. Error	MCMC%	p-value	
edges	-11.0790	0.1124	NA	<1e-04	* **
mutual	7.6904	1.3116	NA	<1e-04	** *

```
gwesp.fixed.0.5      8.6387       0.0000       NA      <1e-04 ** *
triangle             -Inf         NA           NA       NA
Signif. codes: 0 ' ** * ' 0.001 ' ** ' 0.01 ' * ' 0.05 '.' 0.
```
%模型 1 的各项构造参数及其系数

```
> summary(model2)
Monte Carlo MLE Results:
                  Estimate    Std. Error    MCMC%    p-value
edges            - 10.88474    0.01882        0      < 1e-04 ** *
mutual            14.38757     6.90376        0      0.03716  *
gwesp.fixed.0.5   11.35396     4.03492        0      0.00489  **
triangle           2.37798     1.28050        0      0.06330  .


> summary(model3)


Monte Carlo MLE Results:
                  Estimate  Std. Error  MCMC %  p-value
edges            - 9.61798    0.00795       1    <1e-04 ** *
mutual             6.76650    0.53032       5    <1e-04 ** *
gwesp.fixed.0.5    0.80354    1.00266       4    0.423
triangle           0.16891    0.58998       4    0.775
```

```
>m1gof<-gof(model1, GOF = ~distance + espartners + triadcensus, interval = 5e +
4)
>par(mfrow = c(2,2))
>plot(m1gof, plotlogodds = TRUE)
```
%模型的 GOF 及可视化

```
>net1<-simulate(model1)
```
%网络仿真

```
>
rbind(summary(wei1~edges + mutual + idegree(0:3) + odegree(1:3) + triangle),
summary(net1~edges + mutual + idegree(0:3) + odegree(1:3) + triangle))
   edges  mutual  idegree0  idegree1  idegree2  idegree3  odegree1  odegree2
odegree3  triangle
   81     1       2235      27        0         0         52        1         0        0
   87     1       2178      85        1         0         83        2         0        0
>
```

```
rbind(summary(wei2~edges + mutual + idegree(0:3) + odegree(1:3) + triangle),
summary(net2~edges+mutual+idegree(0:3)+odegree(1:3)+triangle))
```

edges	mutual	idegree0	idegree1	idegree2	idegree3	odegree1	odegree2

odegree3 triangle

4412	38	14610	277	18	2	3659	144	27	71
4437	38	12245	2383	264	13	3180	453	44	125

>

```
rbind(summary(wei3~edges + mutual + idegree(0:3) + odegree(1:3) + triangle),
summary(net3~edges+mutual+idegree(0:3)+odegree(1:3)+triangle))
```

edges	mutual	idegree0	idegree1	idegree2	idegree3	odegree1	odegree2

odegree3 triangle

18078789	12636	1959	178	62	9839	1088	338	9031
18541789	10156	3798	733	142	7219	2380	565	8601

%仿真网络模型与真实网络对比